삼성병원 간호사 GSAT

실전
모의고사
3회분

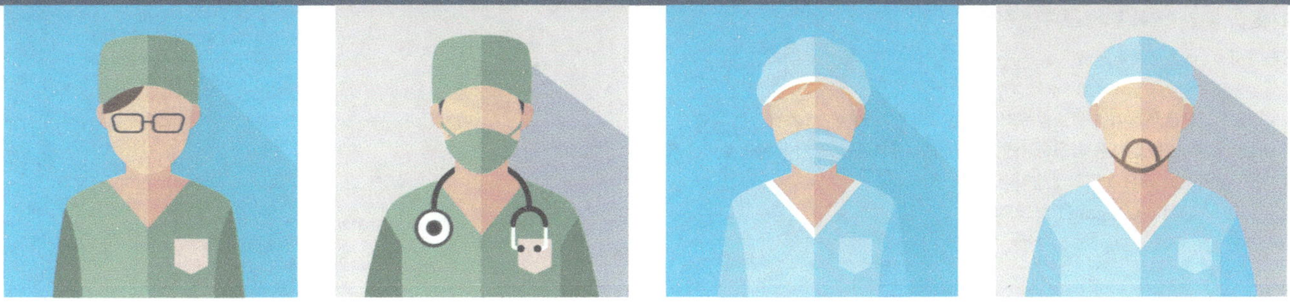

삼성병원 간호사 GSAT
실전모의고사 3회분

초판 인쇄 2021년 04월 23일
개정판 발행 2025년 08월 13일

편 저 자 | 간호시험연구소
발 행 처 | ㈜서원각
등록번호 | 1999-1A-107호
주 소 | 경기도 고양시 일산서구 덕산로 88-45(가좌동)
교재주문 | 031-923-2051
팩 스 | 031-923-3815
교재문의 | 카카오톡 플러스 친구[서원각]
홈페이지 | goseowon.com

Preface

이 책 의 머 리 말

'삼성서울병원'은 건강한 사회와 복지국가 실현을 위하여 이웃과 함께하는 따뜻한 기업으로서의 사명을 다하고자 1994년 11월 9일 설립하였다. 환자중심과 고객만족이라는 슬로건으로 국내 의료계 패러다임을 바꿔왔다. 앞으로는 환자행복을 위한 의료혁신을 구현하며 사회적 공헌활동을 선도하는 공익적 의료기관으로 미래의 병원상을 만들어간다.

'강북삼성병원'은 1968년 11월 2일 유서 깊은 경교장 터에 대한민국 최고의 병원을 모토로 개원하였다. 환자중심의 헬스케어를 선도하며 100년 병원을 꿈꾸는 강북삼성병원은 오랜 전통과 함께 우수한 의료진, 첨단 시설로 건강한 대한민국을 위한 미래의학의 선도병원으로 최선을 다하고 있다. 의학 발전을 위한 해외교류 및 국내 최초 종합건강진단센터를 개설하였으며, 1994년에는 고객만족도 1위 병원으로 선정되었다.

'삼성창원병원'은 우수한 의료인력과 기술을 바탕으로 최고의 진료서비스를 창출하여 국민보건의료향상에 기여를 목적으로 하여 1981년 3월 16일 개원하였다. 삼성의료원 유일의 지역 거점 병원으로 삼성서울병원 및 강북삼성병원과 밀접한 협력체계를 구축하고 있다. 2010년 7월 1일부로 삼성창원병원은 성균관대학교의 부속병원으로서 미래의학발전을 선도하는 병원으로서 진료뿐만이 아닌 지속적인 연구와 교육활동에 최선을 다하고 있다.

삼성병원은 삼성직무적성검사 GSAT(Global Samsung Aptitude Test)를 간호사 채용 절차중 하나로 시행하고 있습니다. 일반 삼성 계열사에서는 언어논리, 수리논리, 추리논리, 시각적사고 등 4가지 영역을 실시하고 있으며, 온라인 삼성병원 GSAT는 수리논리, 추리논리, 직무상식 3개 영역으로 간호업무 특성에 따라 직무상식을 포함하고 있습니다. 기본적인 간호지식을 묻는 직무상식 문제를 통해 삼성병원은 지원자들이 간호사로서 적합한 인재인지를 평가하게 됩니다.

따라서, 본서는 수험생들을 위하여 모의고사 3회와 GSAT 후 면접에 대비할 수 있도록 면접기출 문제를 수록하였습니다. 간호사를 꿈꾸는 모든 수험생들에게 본서가 힘이 되기를 바라며 합격의 그날까지 응원하겠습니다.

Structure 이 책 의 구 성

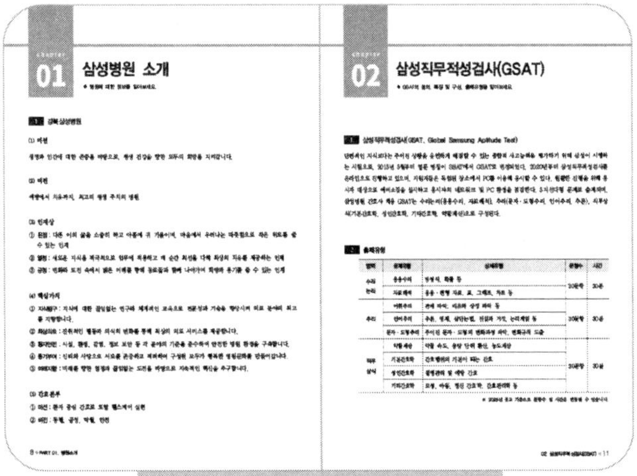
01 삼성병원 소개

02 삼성직무적성검사(GSAT)

병원 및 GSAT소개

삼성병원의 미션 및 비전, 핵심가치, 조직도 등 전반적인 정보를 담았습니다. 삼성병원 간호사 GSAT 출제 영역과 문제 출제영역을 확인할 수 있습니다.

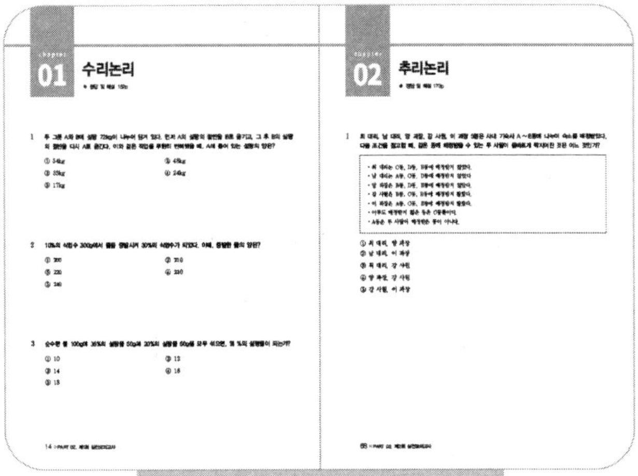
01 수리논리

02 추리논리

모의고사 3회

기출문제 유형을 바탕으로 출제예상문제를 영역별로 분류하고 재구성하여 시험에 대비합니다.

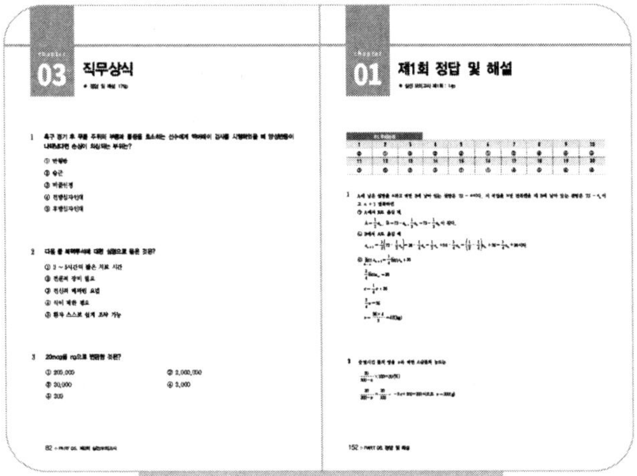
03 직무상식

01 제1회 정답 및 해설

직무상식

기본간호학, 성인간호학, 약물계산 등 한 과목에 치우치지 않도록 빠짐없이 수록하였으며, 상세한 해설을 덧붙여 핵심개념을 파악할 수 있도록 구성하였습니다.

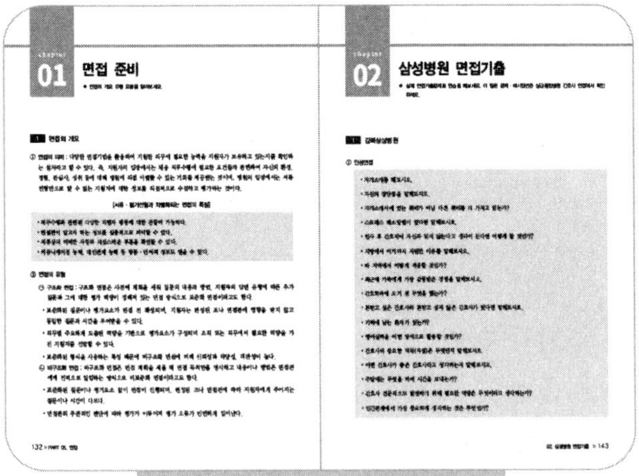
01 면접 준비

02 삼성병원 면접기출

면접기출

GSAT 후 면접에 대비할 수 있도록 면접 요령 및 기출문제를 수록하였습니다.

ontents 이 책 의 차 례

PART 01 병원소개

01 삼성병원소개 ······ 8
02 삼성직무적성검사(GSAT) ······ 11

PART 02 제1회 실전모의고사

01 수리논리 ······ 14
02 추리논리 ······ 28
03 직무상식 ······ 42

PART 03 제2회 실전모의고사

01 수리논리 ······ 54
02 추리논리 ······ 68
03 직무상식 ······ 82

PART 04 제3회 실전모의고사

01 수리논리 ······ 94
02 추리논리 ······ 110
03 직무상식 ······ 120

PART 05 면접

01 면접 준비 ······ 132
02 삼성병원 면접기출 ······ 143

PART 06 정답 및 해설

01 제1회 정답 및 해설 ······ 152
02 제2회 정답 및 해설 ······ 168
03 제3회 정답 및 해설 ······ 184

01. 삼성병원소개
02. 삼성직무적성검사(GSAT)

PART

01

병원소개

chapter 01

삼성병원 소개

✚ 병원에 대한 정보를 알아보세요.

1 강북삼성병원

(1) 미션

생명과 인간에 대한 존중을 바탕으로, 평생 건강을 향한 모두의 희망을 지켜갑니다.

(2) 비전

예방에서 치유까지, 최고의 평생 주치의 병원

(3) 인재상

① **온정** : 다른 이의 삶을 소중히 하고 아픔에 귀 기울이며, 마음에서 우러나는 따뜻함으로 작은 위로를 줄 수 있는 인재

② **열정** : 새로운 지식을 적극적으로 업무에 적용하고 매 순간 최선을 다해 최상의 치유를 제공하는 인재

③ **긍정** : 변화와 도전 속에서 밝은 미래를 향해 동료들과 함께 나아가며 희망과 용기를 줄 수 있는 인재

(4) 핵심가치

① **지식탐구** : 지식에 대한 끊임없는 연구와 체계적인 교육으로 전문성과 기술을 향상시켜 의료 분야의 최고를 지향합니다.

② **최상의료** : 진취적인 행동과 의식의 변화를 통해 최상의 의료 서비스를 제공합니다.

③ **환자안전** : 시설, 환경, 감염, 정보 보안 등 각 분야의 기준을 준수하여 안전한 병원 환경을 구축합니다.

④ **동기부여** : 신뢰와 사랑으로 서로를 존중하고 격려하며 구성원 모두가 행복한 병원문화를 만들어갑니다.

⑤ **미래지향** : 미래를 향한 열정과 끊임없는 도전을 바탕으로 지속적인 혁신을 추구합니다.

(5) 간호본부

① **미션** : 환자 중심 간호로 토탈 헬스케어 실현

② **비전** : 동행, 공정, 탁월, 안전

2 삼성서울병원

(1) 미션

우리는 생명존중의 정신으로 최상의 진료, 연구, 교육을 실현하여 인류의 건강하고 행복한 삶에 기여한다.

(2) 비전

미래의료의 중심 SMC, 최고의 의료기술로 중증 고난도 환자를 맞춤 치료하여 최고의 치료 성과를 구현하는 병원

(3) 인재상

신뢰, 정직, 행복, 공감배려, 상호협력, 혁신추구, 최고지향

(4) 우리의 약속

① Care Giver, 우리의 행복이 곧 환자의 행복입니다.
② 서로를 인정하고 먼저 존중하겠습니다.
③ 최고의 실력으로 SMC의 자부심이 되겠습니다.
④ 함께 일할 때 더 빛나는 우리가 되겠습니다.
⑤ 먼저 듣고 마음을 담아 설명하겠습니다.
⑥ 공감하는 마음이 환자 이해의 시작입니다.
⑦ 우리의 혁신이 SMC의 미래입니다.

(5) 전략방향

① **환자중심** : 환자를 최우선으로 하는 환자 중심 병원
② **중증 고난도** : 최고의 치료성적을 내는 중증 고난도 집중 병원
③ **첨단 지능** : 미래의료를 선도하는 첨단 지능형 병원
④ **메디컬 클러스터** : 新치료법을 구현하는 메디컬 혁신 클러스터
⑤ **케어 네트워크** : 의료사회와 상생하는 케어 네트워크 허브

(6) 간호본부

① 미션 : 우리는 인간 존엄성을 바탕으로 최상의 간호를 제공하여 인류의 건강하고 행복한 삶에 기여한다.

② 비전 : 최상의 간호경험을 통한 환자행복

③ 핵심가치 : 공감배려, 상호협력, 혁신추구, 최고지향

3 삼성창원병원

(1) 미션

우리는 생명존중의 정신으로 최상의 진료, 교육, 연구를 실천하여 인류건강, 인재육성, 의학발전에 기여한다.

(2) 비전

동남권역 선도병원

(3) 핵심가치

① 최적의 선진 의료시스템 구축

② 환자 중심의 감동 서비스 제공

③ 직원 만족을 통한 자부심 함양

④ 미래의료를 개척하는 지속적 혁신

(4) 간호본부

① 미션 : 인간존중의 정신으로 최상의 간호를 제공하여 인류의 건강과 행복한 삶에 기여한다.

② 비전 : 행복한 간호본부, 선도하는 간호본부

③ 핵심가치

- 최적의 간호시스템 구축
- 환자안전 중심의 감동 서비스 제공
- 행복한 간호 문화를 통한 직원만족
- 미래 간호를 개척하는 지속적 혁신

chapter 02

삼성직무적성검사(GSAT)

✚ GSAT의 정의, 특징 및 구성, 출제유형을 알아보세요.

1 삼성직무적성검사(GSAT, Global Samsung Aptitude Test)

단편적인 지식보다는 주어진 상황을 유연하게 해결할 수 있는 종합적 사고능력을 평가하기 위해 삼성이 시행하는 시험으로, 2015년 5월부터 영문 명칭이 SSAT에서 GSAT로 변경되었다. 2020년부터 삼성직무적성검사를 온라인으로 진행하고 있으며, 지원자들은 독립된 장소에서 PC를 이용해 응시할 수 있다. 원활한 진행을 위해 응시자 대상으로 예비소집을 실시하고 응시자의 네트워크 및 PC 환경을 점검한다. 5지선다형 문제로 출제되며, 삼성병원 간호사 채용 GSAT는 수리논리(응용수리, 자료해석), 추리(문자 · 도형추리, 언어추리, 추론), 직무상식(기본간호학, 성인간호학, 기타간호학, 약물계산)으로 구성된다.

2 출제유형

영역	문제유형	상세유형	문항수	시간
수리논리	응용수리	방정식, 확률 등	20문항	30분
	자료해석	응용 · 변형 자료, 표, 그래프, 차트 등		
추리	어휘추리	관계 파악, 비유와 상징 파악 등	30문항	30분
	언어추리	추론, 명제, 삼단논법, 진실과 거짓, 논리게임 등		
	문자 · 도형추리	주어진 문자 · 도형의 변화과정 파악, 변화규칙 도출		
직무상식	약물계산	약물 속도, 용량 단위 환산, 농도계산	30문항	30분
	기본간호학	간호행위의 기본이 되는 간호		
	성인간호학	질병관리 및 예방 간호		
	기타간호학	모성, 아동, 정신 간호학, 간호관리학 등		

※ 2025년 공고 기준으로 문항수 및 시간은 변동될 수 있습니다.

01. 수리논리

02. 추리논리

03. 직무상식

PART

02

제1회 실전모의고사

chapter

01 수리논리

✚ 정답 및 해설 152p

1 두 그릇 A와 B에 설탕 72kg이 나누어 담겨 있다. 먼저 A의 설탕의 절반을 B로 옮기고, 그 후 B의 설탕의 절반을 다시 A로 옮긴다. 이와 같은 작업을 무한히 반복했을 때, A에 들어 있는 설탕의 양은?

① 54kg
② 48kg
③ 35kg
④ 24kg
⑤ 17kg

2 10%의 식염수 300g에서 물을 증발시켜 30%의 식염수가 되었다. 이때, 증발한 물의 양은?

① 200
② 210
③ 220
④ 230
⑤ 240

3 순수한 물 100g에 36%의 설탕물 50g과 20%의 설탕물 50g을 모두 섞으면, 몇 %의 설탕물이 되는가?

① 10
② 12
③ 14
④ 16
⑤ 18

4 책방에서 책 대여 시 자기계발서는 권당 3,000원이며 고전소설은 권당 4,000원이다. 자기계발서와 고전소설을 합쳐서 총 6권을 빌렸고 총 금액이 20,000원일 때 빌린 고전소설은 몇 권인가?

① 1권
② 2권
③ 3권
④ 4권
⑤ 5권

5 어떤 물건을 100개 구입하여, 사온 가격에 60%를 더한 가격 x로 40개를 팔았다. x에서 y%를 할인하여 나머지 60개를 팔았더니 본전이 되었다면 y는 얼마인가?

① 60
② 62.5
③ 65
④ 67.5
⑤ 70

6 넓이 2,400m^2의 논에서 이앙기 A와 이앙기 B를 각각 1시간씩 사용하여 2시간 만에 모내기를 모두 마쳤다. 이앙기 A를 사용할 때의 모내기 속도가 이앙기 B를 사용하는 경우보다 2배 빠르다면 이앙기 B만 사용할 경우에는 몇 시간이 걸리겠는가?

① 3시간
② 4시간
③ 5시간
④ 6시간
⑤ 7시간

7 수영장에 물을 가득 채울 때 수도관 A로는 6시간, B로는 4시간, C로는 3시간이 걸린다. A, B, C 세 수도관을 모두 사용하여 수영장에 물을 가득 채우는 데 걸리는 시간은?

① 1시간 10분
② 1시간 20분
③ 1시간 30분
④ 1시간 40분
⑤ 1시간 50분

8 甲사에서는 1 ~ 2년차 대상으로 엑셀 교육과 보고서 작성 교육을 실시했다. 엑셀 교육을 이수한 직원은 전체 직원의 $\frac{3}{4}$, 보고서 작성 교육을 이수한 직원은 전체 직원의 $\frac{2}{3}$이다, 두 교육을 모두 이수한 직원 수는 엑셀 교육 이수자 중 $\frac{1}{2}$이고, 어느 교육도 받지 않은 직원은 10명일 때 甲사의 1 ~ 2년차 직원은 모두 몇 명인가?

① 95명
② 100명
③ 110명
④ 120명
⑤ 135명

9 문자판에 1 ~ 12시까지만 쓰여있는 시계의 알람은 정각 1시에 한 번, 정각 2시에 두 번, 정각 3시에 3번, …, 정각 12시에 12번 울린다. 오후 5시 30분부터 시작해서 시계의 알람이 모두 합해서 170번째 울리는 시각은 언제인가?

① 오후 5시
② 오후 6시
③ 오후 7시
④ 오후 8시
⑤ 오후 9시

▌10 ~ 11 ▌ 다음은 성별 독서 실태와 평균 독서량을 조사한 자료이다. 각 물음에 답하시오.

응답자의 연간 성별 독서 실태

(단위 : %)

구분	전체	성별	
		남성	여성
0권	23.3	23.2	23.4
1~2권	9.3	9.5	9.1
3~5권	19.6	19.6	19.6
6~10권	18.7	19.4	18.0
11~15권	8.9	8.3	9.5
16권 이상	20.2	20.0	20.4
계	100.0	100.0	100.0

응답자의 성별 구성 및 평균 독서량

(단위 : 명, 권)

구분	남성	여성
응답자 수	500	500
평균 독서량	8.0	10.0

※ 1) 평균 독서량은 도서를 1권도 읽지 않은 사람까지 포함한 1인당 연간 독서량을 의미함
2) 독서자는 1년 동안 도서를 1권 이상 읽은 사람임

10 도서를 연간 1권도 읽지 않은 사람을 제외한 남성 독서자의 연간 독서량은? (단, 결과는 소수점 첫째 자리에서 반올림 한다)

① 8권
② 9권
③ 10권
④ 11권
⑤ 12권

11 연간 독서량이 11권 이상인 응답자 비율에서 여성이 남성보다 몇 %p 더 높은가?

① 0.9%p
② 1.2%p
③ 1.6%p
④ 2.1%p
⑤ 2.4%p

12 다음은 2016 ~ 2024년까지 한국 성인남녀의 당뇨병 유병률을 나타낸 자료이다. 아래의 자료를 해석한 내용으로 옳지 않은 것은?

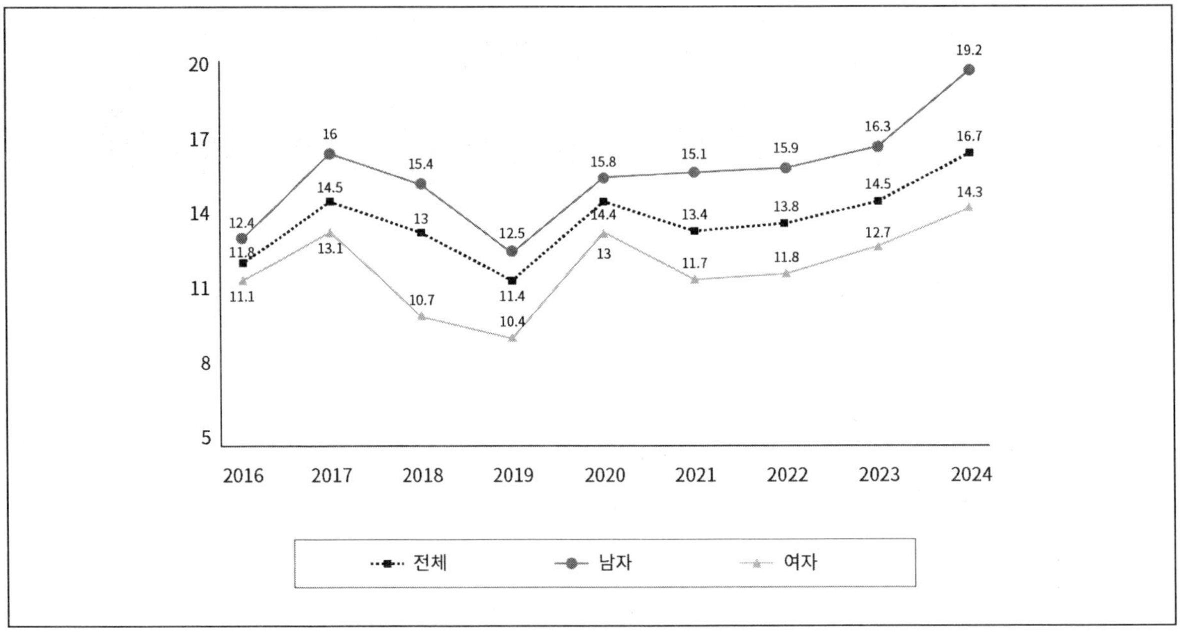

① 남성 유병률이 여성 유병률보다 4%p 이상 높았던 해는 모두 3회다.
② 여성 유병률은 전체 기간 동안 두 차례 이상 하락했다.
③ 전체 유병률의 연평균 증가율은 남성 유병률보다 낮다.
④ 남성과 여성의 유병률 차이가 가장 작았던 해는 2016년이다.
⑤ 전체 유병률은 2016년부터 2019년까지 연속적으로 하락하였으며, 이후 5년간 모두 상승하였다.

13 다음 자료에 대한 올바른 설명을 〈보기〉에서 모두 고른 것은?

〈'갑'시의 도시철도 노선별 연간 범죄 발생건수〉

(단위 : 건)

연도 \ 노선	1호선	2호선	3호선	4호선	합
2023년	224	271	82	39	616
2024년	252	318	38	61	669

〈'갑'시의 도시철도 노선별 연간 아동 상대 범죄 발생건수〉

(단위 : 건)

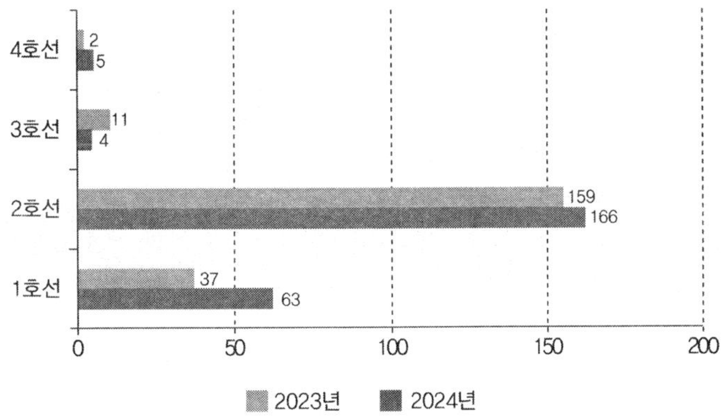

1) 노선별 범죄율 = 노선별 해당 범죄 발생건수 ÷ 전체 노선 해당 범죄 발생건수 × 100

2) 언급되지 않은 '갑'시의 다른 노선은 고려하지 않으며, 범죄 발생건수는 아동 상대 범죄 발생건수와 비아동 상대 범죄 발생건수로만 구성됨

〈보기〉

㉠ 2024년 비아동 상대 범죄 발생건수는 4개 노선 모두 전년보다 증가하였다.

㉡ 2024년의 전년 대비 아동 상대 범죄 발생건수의 증가폭은 비아동 상대 범죄 발생건수의 증가폭보다 더 크다.

㉢ 2024년의 노선별 전체 범죄율이 10% 이하인 노선은 1개이다.

㉣ 두 해 모두 전체 범죄율이 가장 높은 노선은 2호선이다.

① ㉡㉢ ② ㉡㉣

③ ㉠㉢ ④ ㉠㉡

⑤ ㉠㉣

14 A시 2023년 4분기 ~ 2024년 3분기 지역별 도서관 및 공연장 이용률 추이를 비교한 그래프이다. 다음 그래프에 대한 설명으로 옳은 것을 모두 고르시오.

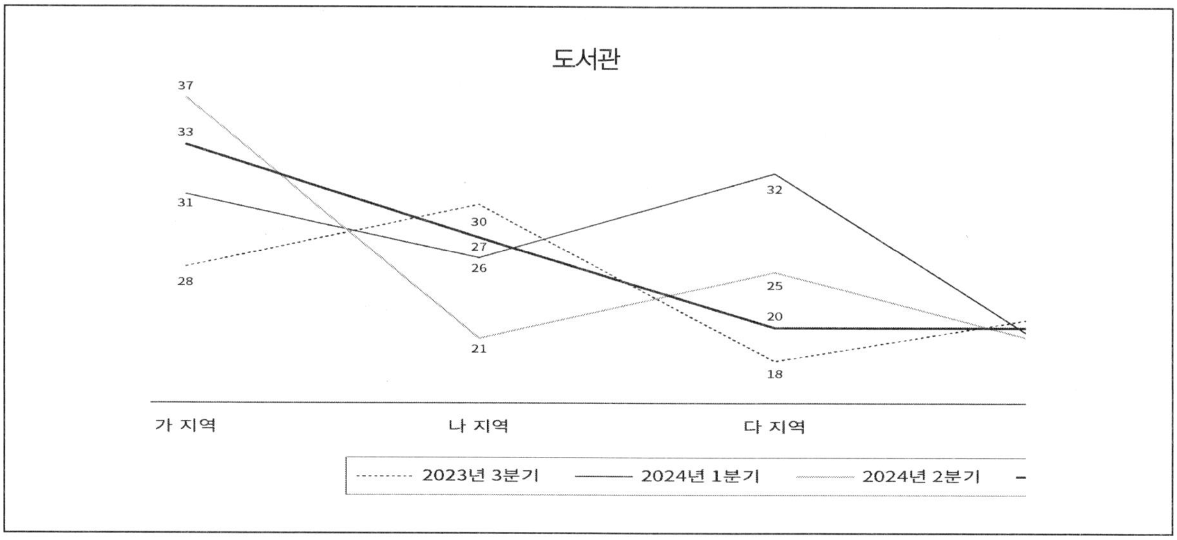

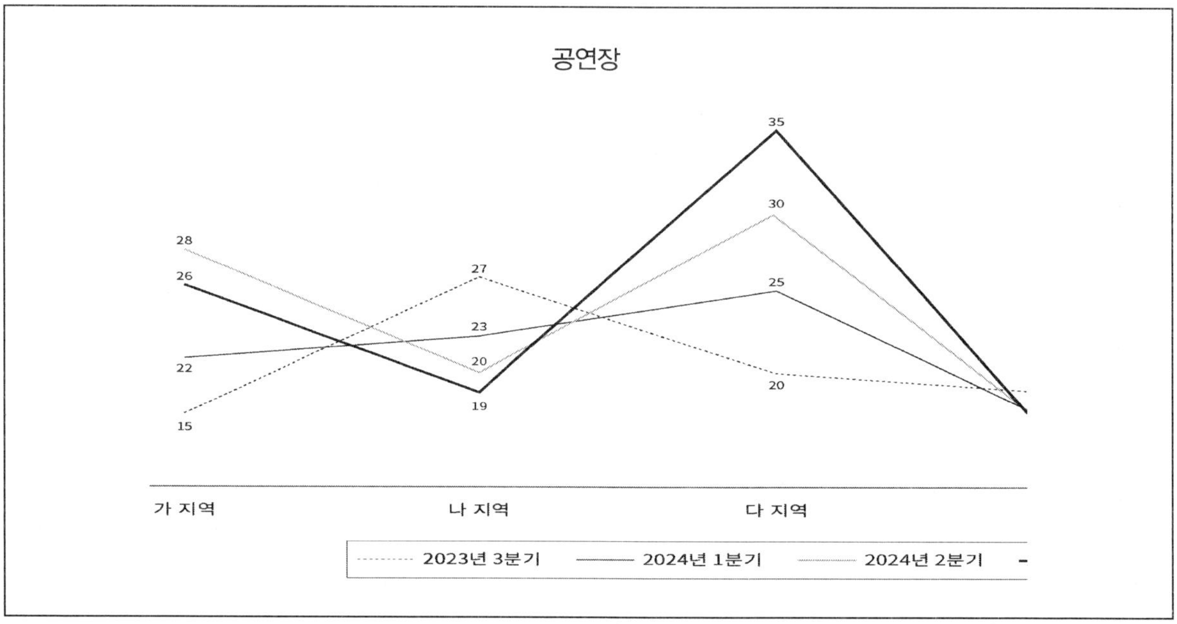

㉠ 도서관 이용률이 모든 분기에 증가한 지역은 없다.
㉡ 공연장 이용률이 2분기 연속 하락한 지역은 나 지역과 라 지역이다.
㉢ 도서관 이용률이 2024년 2분기에 최고점을 찍고 3분기에 하락한 지역은 하나뿐이다.
㉣ 도서관과 공연장 이용률 모두 2024년 3분기까지 꾸준히 증가한 지역은 라 지역뿐이다.

① ㉠㉡　　② ㉠㉢
③ ㉡㉢　　④ ㉡㉣
⑤ ㉠㉣

15 **다음 〈표〉는 커피 원두 생산 국가들의 생산량 현황을 나타낸 자료다. 〈표〉와 〈조건〉을 근거로 ㈎ ~ ㈑에 해당하는 국가를 바르게 나열한 것은?**

〈표〉 커피 원두 국가별 생산량

(단위 : 천 톤)

구분	2020년	2021년	2022년	2023년	2024년
브라질	2,950	3,120	3,080	3,010	3,250
베트남	1,650	1,720	1,700	1,690	1,780
콜롬비아	885	900	870	855	920
㈎	560	450	450	420	435
에티오피아	470	480	470	460	490
㈏	245	250	245	243	240
㈐	43	44	41	39	35
㈑	50	45	43	41	42

〈조건〉

㉠ 과테말라의 생산량은 2021년을 제외하고 매년 감소하였다.
㉡ 2024년 기준으로 케냐보다 생산량이 많고, 전 기간 50천 톤 이하인 국가는 라오스이다.
㉢ 멕시코의 생산량은 2021 ~ 2024년 동안 매년 감소하였다.
㉣ 2020년 ㈎의 생산량은 560천 톤이었다.

	㈎	㈏	㈐	㈑
①	과테말라	멕시코	케냐	라오스
②	과테말라	케냐	라오스	멕시코
③	멕시코	과테말라	케냐	라오스
④	라오스	멕시코	과테말라	케냐

16 다음은 A, B, C, D 4대의 자동차별 속성과 연료 종류별 가격에 대한 자료이다. 다음 중 옳지 않은 것은?

〈자동차별 속성〉

특성 / 자동차	사용연료	최고시속 (km/h)	연비 (km/l)	연료탱크 (l)	신차구입가격 (만 원)
A	휘발유	200	10	60	2,000
B	LPG	160	8	60	1,800
C	경유	150	12	50	2,500
D	휘발유	180	20	45	3,500

〈연료 종류별 가격〉

연료 종류	리터당 가격(원/l)
휘발유	1,700
LPG	1,000
경유	1,500

※ 1) 자동차의 1년 주행거리는 20,000km임
2) 필요경비 = 신차구입가격+연료비
3) 이자율은 0%로 가정하고, 신차구입은 일시부로 함

① 10년을 운행하면 A자동차의 필요경비가 D자동차의 필요경비보다 적다.

② 연료탱크를 완전히 채웠을 때 추가 주유 없이 가장 긴 거리를 운행할 수 있는 것은 D자동차이다.

③ B자동차로 500km를 운행하기 위해서는 운행중간에 적어도 한 번 주유를 해야 한다.

④ 동일한 거리를 운행하는 데 연료비가 가장 많이 드는 차는 A자동차이다.

⑤ 자동차 구입 시점부터 처음 1년 동안의 필요경비가 가장 적은 차량은 B자동차이고 가장 많은 차는 D자동차이다.

17 다음 〈표〉는 2020 ~ 2024년 A국의 가구당 월평균 교육비 지출액에 대한 자료이다. 이에 대한 설명으로 옳은 것은?

〈표〉 연도별 가구당 월평균 교육비 지출액

(단위 : 원)

유형 \ 연도		2020년	2021년	2022년	2023년	2024년
정규 교육비	초등교육비	14,730	13,255	16,256	17,483	17,592
	중등교육비	16,399	20,187	22,809	22,880	22,627
	고등교육비	47,841	52,060	52,003	61,430	66,519
	소계	78,970	85,502	91,068	101,793	106,738
학원 교육비	학생 학원교육비	128,371	137,043	160,344	167,517	166,959
	성인 학원교육비	7,798	9,086	9,750	9,669	9,531
	소계	136,169	146,129	170,094	177,186	176,490
기타 교육비		7,203	9,031	9,960	10,839	13,574
전체 교육비		222,342	240,662	271,122	289,818	296,802

① 2021 ~ 2024년 '전체 교육비'의 전년대비 증가율은 매년 상승하였다.

② '전체 교육비'에서 '기타 교육비'가 차지하는 비중이 가장 큰 해는 2023년이다.

③ 2022 ~ 2024년 '초등교육비', '중등교육비', '고등교육비'는 각각 매년 증가하였다.

④ '학원교육비'의 전년대비 증가율은 2023년이 2021년보다 작다.

⑤ '고등교육비'는 매년 '정규교육비'의 60% 이상이다.

18 다음 〈그림〉은 국내 7개 권역별 전국 대비 면적, 인구, 산업 생산액 비중 현황을 나타낸 것이다. 이를 토대로 〈보기〉에 제시된 각 항목의 값이 두 번째로 큰 권역을 바르게 나열한 것은? (단, 소수 셋째 자리에서 반올림한다)

〈그림〉 권역별 전국 대비 면적, 인구, 산업 생산액 비중 현황

(단위 : %)

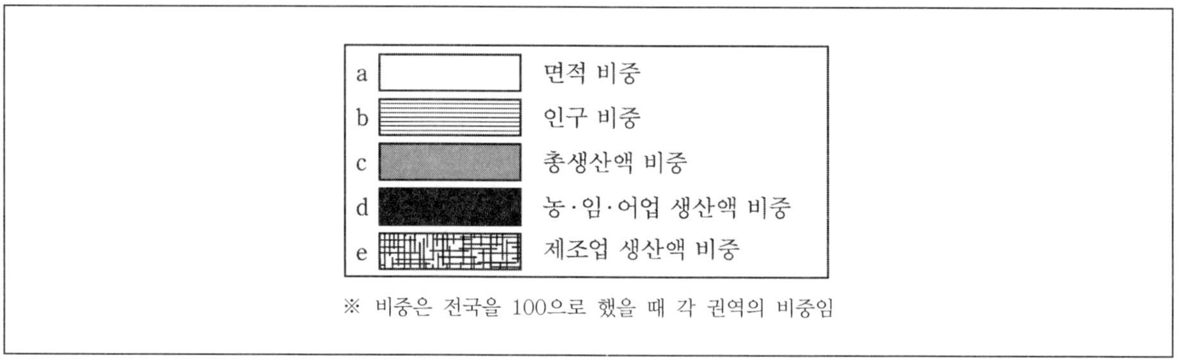

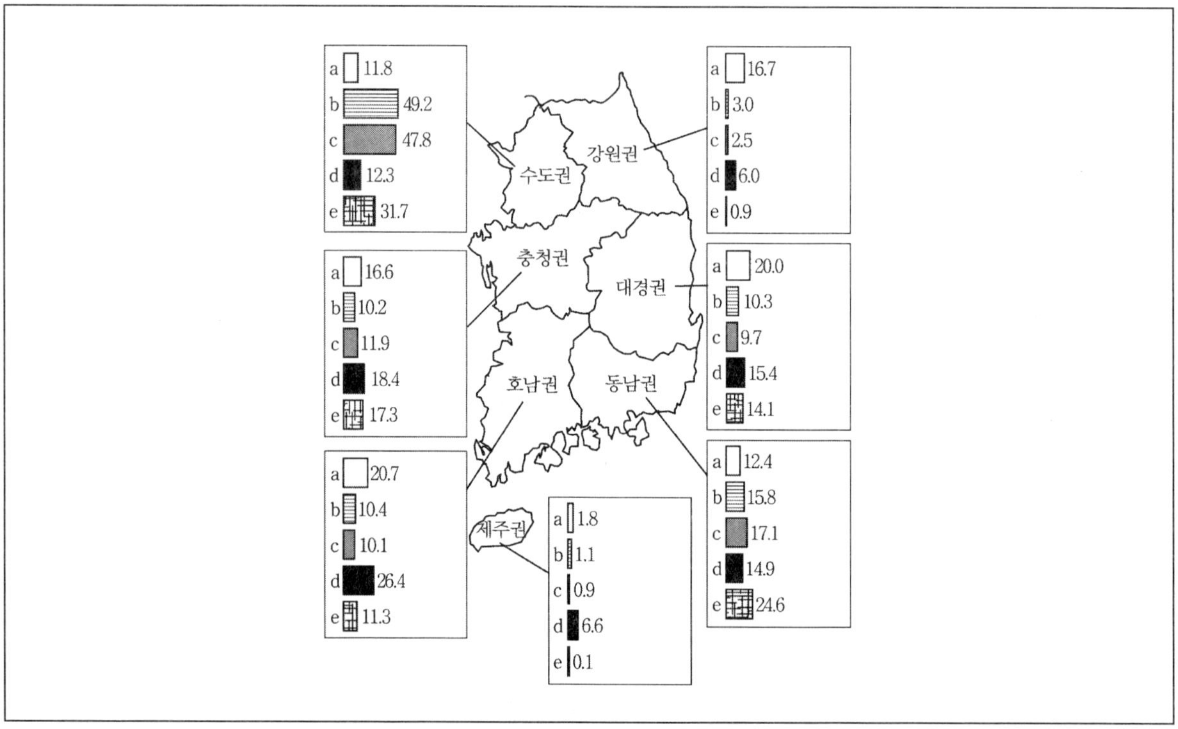

〈보기〉

㉠ 면적 대비 총생산액
㉡ 면적 대비 농 · 임 · 어업 생산액
㉢ 인구 대비 제조업 생산액

	㉠	㉡	㉢
①	충청권	동남권	동남권
②	충청권	호남권	대경권
③	동남권	동남권	대경권
④	동남권	호남권	대경권
⑤	동남권	호남권	동남권

19 **다음 〈표〉는 K국 '갑～무' 공무원의 국외 출장 현황과 출장 국가별 여비 기준을 나타낸 자료이다. 〈표〉와 〈조건〉을 근거로 출장 여비를 지급받을 때, 출장 여비를 가장 많이 지급받는 출장자부터 순서대로 바르게 나열한 것은?**

〈표 1〉 K국 '갑～무' 공무원 국외 출장 현황

출장자	출장국가	출장 기간	숙박비 지급 유형	1박 실지출 비용($/박)	출장 시 개인 마일리지 사용 여부
갑	A	3박 4일	실비지급	145	미사용
을	A	3박 4일	정액지급	130	사용
병	B	3박 5일	실비지급	110	사용
정	C	4박 6일	정액지급	75	미사용
무	D	5박 6일	실비지급	75	사용

※ 각 출장자의 출장 기간 중 매박 실지출 비용은 변동 없음

〈표 2〉 출장 국가별 1인당 여비 지급 기준액

구분 / 출장국가	1일 숙박비 상한액($/박)	1일 식비($/일)
A	170	72
B	140	60
C	100	45
D	85	35

〈조건〉

- 출장 여비($) = 숙박비 + 식비
- 숙박비는 숙박 실지출 비용을 지급하는 실비지급 유형과 출장국가 숙박비 상한액의 80%를 지급하는 정액지급 유형으로 구분
  - 실비지급 숙박비($) = (1박 실지출 비용) × ('박' 수)
  - 정액지급 숙박비($) = (출장국가 1일 숙박비 상한액) × ('박' 수) × 0.8
- 식비는 출장시 개인 마일리지 사용여부에 따라 출장 중 식비의 20% 추가지급
  - 개인 마일리지 미사용시 지급 식비($) = (출장국가 1일 식비) × ('일' 수)
  - 개인 마일리지 사용시 지급 식비($) = (출장국가 1일 식비) × ('일' 수) × 1.2

① 갑, 을, 병, 정, 무
② 갑, 을, 병, 무, 정
③ 을, 갑, 정, 병, 무
④ 을, 갑, 병, 무, 정
⑤ 을, 갑, 무, 병, 정

20 자료에 대한 옳은 분석만을 바르게 짝지은 것은?

〈연령대별 인구 비율(%)의 변화 추이〉

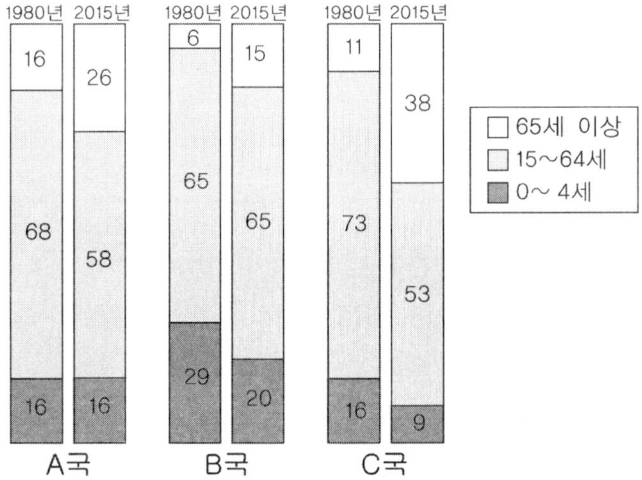

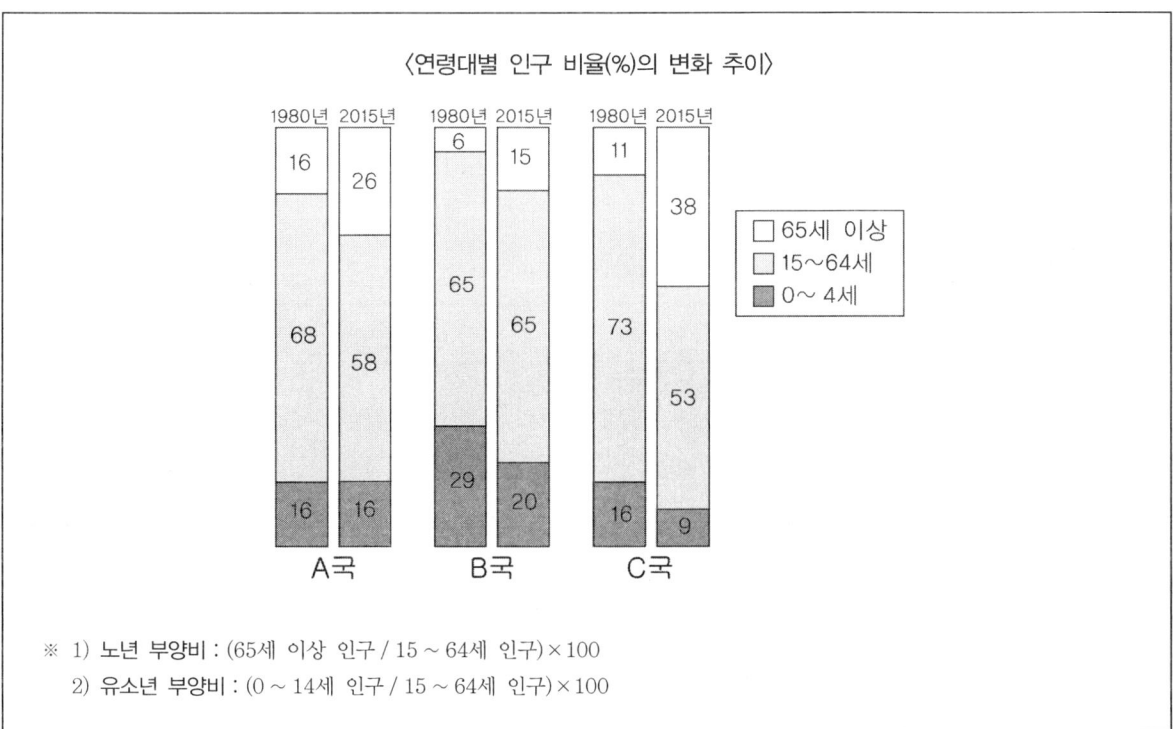

※ 1) 노년 부양비 : (65세 이상 인구 / 15 ~ 64세 인구) × 100
2) 유소년 부양비 : (0 ~ 14세 인구 / 15 ~ 64세 인구) × 100

〈보기〉

㉠ 노년 부양비가 가장 큰 국가는 1980년과 2015년에 동일하다.
㉡ 2015년에 0 ~ 14세 인구 대비 65세 이상 인구의 비율이 가장 높은 국가는 C국이다.
㉢ 1980년 대비 2015년에 A국과 B국의 유소년 부양비는 감소하였다.
㉣ 1980년 대비 2015년에 A ~ C국 모두 노년 부양비가 증가하였다.

① ㉠㉡
② ㉠㉢
③ ㉡㉢
④ ㉡㉣
⑤ ㉢㉣

chapter

02 추리논리

✚ 정답 및 해설 157p

1 **전제가 다음과 같을 때 결론으로 올바른 것은?**

- 운동을 좋아하는 사람은 등산을 좋아한다.
- 산을 좋아하는 사람은 등산을 좋아한다.
- 건강을 중요시하는 사람은 운동을 좋아한다.
- 결론 : ______________________

① 산을 좋아하는 사람은 운동을 좋아한다.

② 등산을 하면 건강해진다.

③ 산을 좋아하지 않는 사람은 등산을 좋아한다.

④ 건강을 중요시하지 않는 사람은 산을 좋아한다.

⑤ 건강을 중요시하는 사람은 등산을 좋아한다.

2 **다음에 제시된 정보를 종합할 때, 물음에 알맞은 개수는 몇 개인가?**

- 테이블 5개와 의자 10개의 가격은 의자 5개와 서류장 10개의 가격과 같다.
- 의자 5개와 서류장 15개의 가격은 의자 5개와 테이블 10개의 가격과 같다.
- 서류장 10개와 의자 10개의 가격은 테이블 몇 개의 가격과 같은가?

① 8개
② 9개
③ 10개
④ 11개
⑤ 12개

3 다음 조건을 만족할 때, 영호의 비밀번호에 쓰일 수 없는 숫자는 어느 것인가?

> • 영호는 회사 컴퓨터에 비밀번호를 설정해 두었으며, 비밀번호는 1 ~ 9까지의 숫자 중 중복되지 않는 네 개의 숫자이다.
> • 네 자리의 비밀번호는 오름차순으로 정리되어 있으며, 네 자릿수의 합은 20이다.
> • 가장 큰 숫자는 8이며, 짝수가 2개, 홀수가 2개이다.
> • 짝수 2개는 연이은 자릿수에 쓰이지 않았다.

① 2
② 3
③ 4
④ 5
⑤ 6

4 제시된 보기가 모두 참일 때, 다음 중 옳은 것은?

> • 부자는 자동차가 있다.
> • 자동차가 있는 사람은 금반지가 있다.
> • 하선이는 금반지를 가지고 있지 않다.
> • 수정이는 자동차가 없다.

① 하선이는 자동차가 있다.
② 하선이는 부자다.
③ 수정이는 금반지가 있다.
④ 수정이는 부자가 아니다.
⑤ 하선이와 수정이는 부자다.

5 제시된 보기가 모두 참일 때, 다음 중 옳은 것은?

- 윤제는 그림을 그린다.
- 그림을 그리는 모든 사람을 상상력이 풍부하다.
- 상상력이 풍부한 사람은 과묵하지 않다.
- 시은이는 과묵하다.

① 윤제는 과묵하다.

② 시은이는 상상력이 있다.

③ 시은이는 그림을 그리지 않는다.

④ 윤제는 상상력이 풍부하지 않다.

⑤ 윤제는 시은이와 같다.

6 홍 부장은 이번 출장에 계약 실무를 담당하도록 하기 위해 팀 내 직원 서 과장, 이 대리, 최 사원, 엄 대리, 조 사원 5명 중 2명을 선정하려고 한다. 다음 조건을 만족할 때 홍 부장이 선정하게 될 직원 2명으로 알맞게 짝지어진 것은 어느 것인가?

- 서 과장이 선정되면 반드시 이 대리도 선정된다.
- 이 대리가 선정되지 않아야만 엄 대리가 선정된다.
- 최 사원이 선정되면 서 과장은 반드시 선정된다.
- 조 사원이 선정되지 않으면 엄 대리도 선정되지 않는다.

① 서 과장, 최 사원

② 엄 대리, 조 사원

③ 서 과장, 조 사원

④ 이 대리, 엄 대리

⑤ 이 대리, 최 사원

▌7 ~ 16 ▌ 다음 각 기호가 문자의 배열을 바꾸는 규칙을 나타낸다고 할 때, 각 문제의 '?'에 들어갈 것을 고르시오.

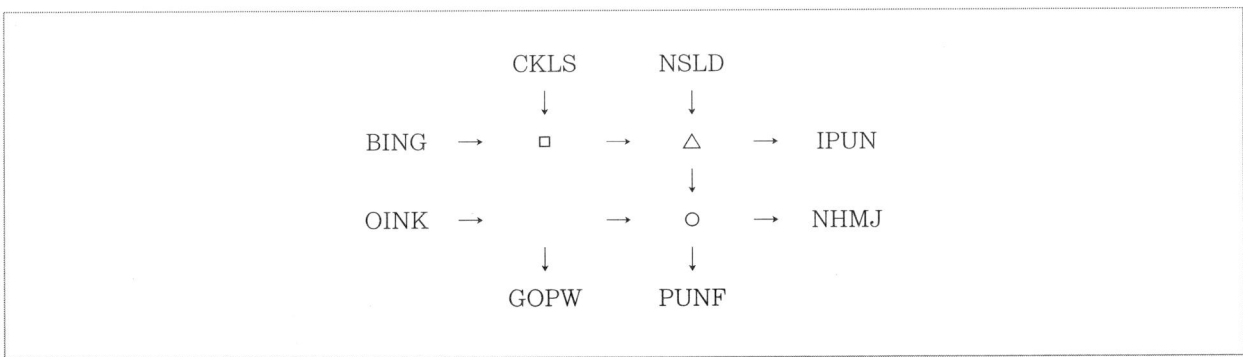

		CKLS		NSLD		
		↓		↓		
BING	→	□	→	△	→	IPUN
				↓		
OINK	→		→	○	→	NHMJ
		↓		↓		
		GOPW		PUNF		

7

FOOT → △ → ○ → ?

① AONI
② SOOE
③ FHSO
④ HOOV
⑤ HQQV

8

PALJ → □ → □ → ?

① BISK
② AOZN
③ VCLA
④ XITR
⑤ XOSL

9

MOMO → ○ → □ → ?

① RPPR
② POOR
③ PRPR
④ PRRP
⑤ RPRP

10

LONG → △ → ○ → ?

① DOZN
② NAPQ
③ ISOZ
④ OPQR
⑤ NQPI

11

BKDJ → ○ → ○ → ?

① ZIBH
② BIZI
③ ZIIB
④ IIZB
⑤ BBIZ

12

ㄱㅎㅁㄴ → ㅁ → △ → ?

① ㅊㅅㄴㅈ
② ㅇㅅㅌㅈ
③ ㄷㅌㅎㄴ
④ ㅅㅊㅈㄱ
⑤ ㅁㅅㅈㅁ

13

ㄱㅊㅅㄴ → △ → ㅁ → ?

① ㅇㄷㅎㅈ
② ㄹㄴㅁㅋ
③ ㅍㅁㄷㅎ
④ ㄹㅍㅊㅁ
⑤ ㄴㅇㄹㅈ

14

ㅊㅎㄴㅅ → ㅁ → ○ → ?

① ㄱㄹㅂㅋ
② ㅎㅁㅈㅇ
③ ㅅㄹㅂㅎ
④ ㄹㅈㄷㅁ
⑤ ㅍㄷㅁㅊ

15

ㅂㅈㄷㅊ → △ → ○ → ?

① ㅈㄷㅂㅊ
② ㅇㅋㅁㅌ
③ ㅂㅈㄷㄴ
④ ㄷㅇㄴㅌ
⑤ ㅁㄴㅇㅈ

16

ㄷㄱㅌㅇ → ○ → ○ → ?

① ㄱㅍㅊㅂ
② ㅈㄱㅊㅁ
③ ㄷㅈㅂㅇ
④ ㅍㄷㄴㅋ
⑤ ㄴㄷㅈㄴ

17 **다음 글을 근거로 판단할 때, 도형의 모양으로 옳게 짝지어진 것은? (단, E는 사각형이 될 수 없다)**

5명의 학생은 5개의 도형 A ~ E의 모양을 맞히는 게임을 하고 있다. 5개의 도형은 모두 서로 다른 모양을 가지며 각각 삼각형, 사각형, 오각형, 육각형, 원 중 하나의 모양으로 이루어진다. 학생들에게 아주 짧은 시간 동안 5개의 도형을 보여준 후 도형의 모양을 2개씩 진술하게 하였다. 학생들이 진술한 도형의 모양은 다음과 같고, 모두 하나씩만 정확하게 맞혔다.

- 갑 : C=삼각형, D=사각형
- 을 : B=오각형, E=사각형
- 병 : C=원, D=오각형
- 정 : A=육각형, E=사각형
- 무 : A=육각형, B=삼각형

① A=육각형, D=사각형
② B=오각형, C=삼각형
③ A=삼각형, E=사각형
④ C=오각형, D=원
⑤ D=오각형, E=육각형

18 다음 글을 근거로 유추할 경우 옳은 내용만을 바르게 짝지은 것은?

- 9명의 참가자는 1번부터 9번까지의 번호 중 하나를 부여 받고, 동시에 제비를 뽑아 3명은 범인, 6명은 시민이 된다.
- '1번의 오른쪽은 2번, 2번의 오른쪽은 3번, …, 8번의 오른쪽은 9번, 9번의 오른쪽은 1번'과 같이 번호 순서대로 동그랗게 앉는다.
- 참가자는 본인과 바로 양 옆에 앉은 사람이 범인인지 시민인지 알 수 있다.
- "옆에 범인이 있다"라는 말은 바로 양 옆에 앉은 2명 중 1명 혹은 2명이 범인이라는 뜻이다.
- "옆에 범인이 없다"라는 말은 바로 양 옆에 앉은 2명 모두 범인이 아니라는 뜻이다.
- 범인은 거짓말만 하고, 시민은 참말만 한다.

〈보기〉

㉠ 1, 4, 6, 7, 8번의 진술이 "옆에 범인이 있다"이고, 2, 3, 5, 9번의 진술이 "옆에 범인이 없다"일 때, 8번이 시민임을 알면 범인들을 모두 찾아낼 수 있다.

㉡ 만약 모두가 "옆에 범인이 있다"라고 진술한 경우, 범인이 부여받은 번호의 조합은 (1, 4, 7) / (2, 5, 8) / (3, 6, 9) 3가지이다.

㉢ 한 명만이 "옆에 범인이 없다"라고 진술한 경우는 없다.

① ㉡
② ㉢
③ ㉠㉡
④ ㉠㉢
⑤ ㉠㉡㉢

▌19 ~ 20 ▌ 다음의 말이 전부 참일 때 항상 참인 것을 고르시오.

19

- 학교에 일찍 등교하는 학생은 부지런하다.
- 부지런한 사람은 자기 시간이 많다.
- 학교에 일찍 등교하는 학생은 찬미와 경철이다.

① 학교에 늦게 등교하는 사람은 게으르다.

② 부지런해야만 학교에 등교할 수 있다.

③ 학교에 일찍 등교하는 사람만이 부지런한 사람이다.

④ 찬미는 자기 시간이 많다.

⑤ 학교에 일찍 등교하는 학생은 특혜를 받는다.

20

- A는 D보다 달리기 속도가 빠르다.
- A, B는 C의 달리기 속도보다 빠르다.
- D는 C보다 달리기 속도가 느리다.

① A, B의 달리기 속도는 같다.

② D가 C보다 달리기 속도가 빠르다.

③ B가 A보다 달리기 속도가 빠르다.

④ D는 달리기 속도가 가장 빠르다.

⑤ A와 C는 D보다 달리기 속도가 빠르다.

▌21 ~ 22▐ 제시된 단어와 같은 관계가 되도록 (　　) 안에 적절한 단어를 고르시오.

21

카메라 : 사진 = 녹음기 : (　　)

① 책　② 소리
③ 음악　④ 영상
⑤ 노트

22

열정 : 불꽃 = 냉정 : (　　)

① 물　② 바람
③ 감정　④ 얼음
⑤ 그림자

▌23 ~ 24 ▌ 주어진 결론을 반드시 참으로 하는 전제를 고르시오.

23

> 전제1 : 원숭이는 익은 바나나만을 좋아한다.
> 전제2 : ______________________________
> 결론 : 원숭이는 작은 바나나를 좋아하지 않는다.

① 작은 바나나는 익지 않았다.

② 큰 바나나는 맛있다.

③ 작지 않은 바나나는 익지 않았다.

④ 어떤 원숭이는 작은 바나나를 좋아한다.

⑤ 어떤 원숭이는 바나나를 먹지 않는다.

24

> 전제1 : 베테랑 선수는 골을 많이 넣은 선수이다.
> 전제2 : ______________________________
> 결론 : 베테랑 선수는 팀에 공헌도가 높다.

① 신인 선수는 팀에 공헌도가 높지 않다.

② 팀에 공헌도가 높지 않은 선수는 골을 많이 넣지 못한 선수이다.

③ 골을 많이 넣은 선수가 신인 선수일 수도 있다.

④ 골을 많이 넣은 선수는 팀에 공헌도가 높지 않다.

⑤ 팀에 공헌도가 높은 선수는 신인 선수이다.

25 다음의 진술을 참고할 때, 1 ~ 5층 중 각기 다른 층에 살고 있는 사람들의 거주 위치에 관한 설명이 참인 것은?

> • 을은 갑과 연이은 층에 거주하지 않는다.
> • 병은 무와 연이은 층에 거주하지 않는다.
> • 정은 무와 연이은 층에 거주하지 않는다.
> • 정은 1층에 위치하며 병은 2층에 위치하지 않는다.

① 갑은 5층에 거주한다.

② 을은 5층에 거주한다.

③ 병은 4층에 거주한다.

④ 무는 4층에 거주한다.

⑤ 무가 3층에 거주한다면 병은 5층에 거주한다.

▌26 ~ 30 ▌ 다음 제시된 도식 기호들(☺, ☻, ◙, ☼)은 일정한 규칙에 따라 문자들을 변화시킨다. 각 물음에 따라 ( ) 안에 들어갈 것을 고르시오.

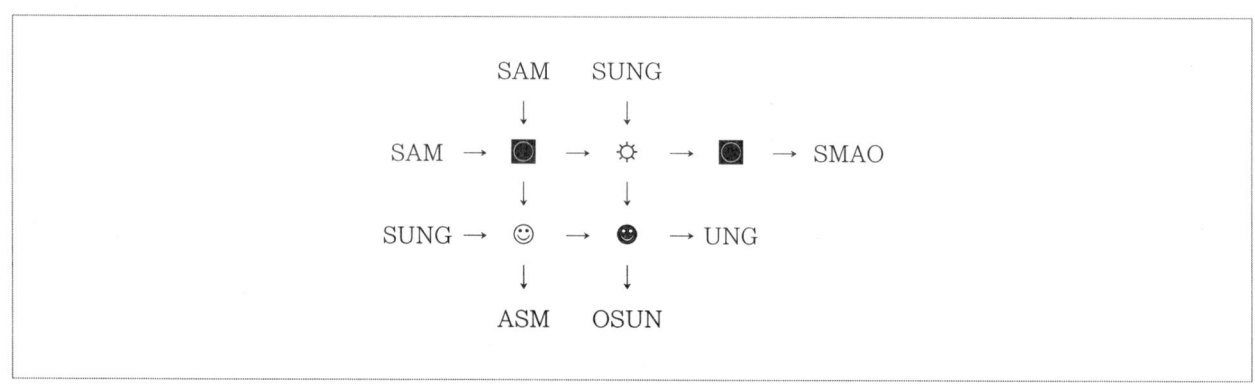

```
            SAM     SUNG
             ↓        ↓
  SAM  →    ◙   →    ☼   →   ◙   →  SMAO
             ↓        ↓
  SUNG →    ☺   →    ☻   →  UNG
             ↓        ↓
            ASM     OSUN
```

26

KIMM → ☺ → ☺ → ( )

① IMMK ② MMKI

③ MMIK ④ KMMI

⑤ IMKM

27

JLPOKKI → ◙ → ☻ → ( )

① ILPOKKJ ② POKKJI

③ JLPOKKI ④ ILPOKK

⑤ KKOPLI

28

BOURGEOIS → ☼ → ◙ → ☺ → (　　)

① BOURGEOIOS
② SBOURGEOIO
③ OBOURGEOIS
④ RGEOIOSBOU
⑤ SIOEGRUOBO

29

YOUI → ☻ → (　　) → UOY

① ☺
② ☻
③ ◙
④ ☼
⑤ ☀

30

PPONGGJ → ☼ → ◙ → ☺ → (　　)

① JPPONGG
② PPONGGOJ
③ PPONGG
④ OPPONGGJ
⑤ JOGGNOPP

chapter 03

직무상식

✚ 정답 및 해설 162p

1 울혈성 심부전 환자의 증상 완화를 위해 제공할 음식으로 옳은 것은?

① 김치
② 장아찌
③ 베이컨
④ 바나나
⑤ 흰쌀밥

2 임신기간 중 감염 시 선천성 기형아 출산 등의 위험으로 인해 가임기 여성이 예방접종하는 것은?

① 홍역
② 풍진
③ 유행성 이하선염
④ 파상풍
⑤ 수두

3 0.9% N/S 1L를 10시간 동안 주입해야 할 때 주입속도를 구하시오.

① 32
② 33
③ 34
④ 35
⑤ 36

4 좌심부전 환자에서 나타나는 증상으로 옳지 않은 것은?

① 거품이 많고 피가 섞인 객담이 배출된다.
② 간비대와 복수가 나타난다.
③ 청진 시 수포음이 들린다.
④ 소변량이 감소하고 혈압이 저하된다.
⑤ 폐울혈과 폐부종이 동반된다.

5 울혈성 심부전 환자에게 스피로놀락톤(spironolactone) 투여 시 관찰해야 할 전해질 불균형은?

① 고칼슘혈증
② 저칼륨혈증
③ 고인산혈증
④ 저나트륨혈증
⑤ 고마그네슘혈증

6 **불면장애의 중재 방법으로 옳지 않은 것은?**

① 규칙적인 기상 시간을 지킨다.

② 불규칙한 낮잠을 피한다.

③ 수면과 관계없는 자극을 침실에서 제거한다.

④ 원하는 수면시간에 도달할 때까지 취침 시간을 지연시킨다.

⑤ 주간에 적당한 운동량을 유지한다.

7 **다음 중 요추 천자에 대한 설명으로 옳지 않은 것은?**

① 요추 천자는 L3 – L4 또는 L4 – L5 사이에 시행한다.

② 정상적인 뇌척수압은 60 ~ 180mmH_2O(5 ~ 15mmHg)이다.

③ 정상적인 뇌척수액은 무색, 투명하다.

④ 뇌종양이 의심될 때 요추 천자를 시행한다.

⑤ 요추 천자 직후엔 반듯한 자세로 누워 있어야 한다.

8 **다음 중 쇼크(Shock)에 관한 설명으로 옳지 않은 것은?**

① 저혈량성 쇼크의 원인으로는 화상, 출혈, 탈수 등이 있다.

② 심인성 쇼크의 증상으로는 빈맥, 저혈압, 맥압 저하 등이 있다.

③ 패혈성 쇼크는 혈액 내 세균 감염으로 전신의 혈관이 확장되어 발생한다.

④ 신경성 쇼크는 부교감신경계 손상으로 발생한다.

⑤ 아나필라틱 쇼크의 치료로는 항히스타민, 에피네프린, 기관지 확장제 투여 등이 있다.

9 폐포의 과다환기에 대한 증상으로 옳은 것은?

㉠ 빈맥 ㉡ 어지러움 ㉢ 가벼운 두통 ㉣ 사지저림 ㉤ 집중력 감퇴 ㉥ 심장마비

① ㉠㉡㉢㉣
② ㉠㉡㉣㉤
③ ㉠㉢㉣㉤
④ ㉡㉢㉣㉥
⑤ ㉡㉣㉤㉥

10 기관절개관 대상자가 기관절개관 시행 목적에 대해 질문할 때 간호사의 답변으로 옳은 것은?

① "위급한 하부기도 폐색 시 시행합니다."
② "흉강 내 음압을 유지하기 위해 시행합니다."
③ "단기간 기계적 호흡이 요구될 때 시행합니다."
④ "기관 내 삽관 삽입 기간이 길어질 때 시행합니다."
⑤ "의식 환자의 분비물 흡인 방지를 위해 시행합니다."

11 헤파린 피하주사 시 부위로 옳은 것은?

① 슬개골
② 장골능
③ 하복부
④ 좌골신경
⑤ 외측광근

12 고관절 전치환술 후 가장 흔한 합병증으로 옳은 것은?

① 림프부종

② 정맥류

③ 정맥혈전색전증

④ 골다공증

⑤ 패혈증

13 대상자가 복위를 취했을 때 욕창이 발생할 수 있는 부위는?

① 천골

② 무릎

③ 복사뼈

④ 견갑골

⑤ 발꿈치

14 기능적 간호에 대한 설명으로 옳은 것은?

〈보기〉

㉠ 가장 경제적인 간호제공 수단이다.
㉡ 팀원에게 자율성을 주어 직무에 대해 만족하도록 한다.
㉢ 환자에게 직접적인 전인간호를 시행한다.
㉣ 책임감에 대한 혼동 없이, 업무 처리가 신속하다.

① ㉠㉡

② ㉠㉢

③ ㉡㉣

④ ㉠㉣

⑤ ㉠㉡㉢

15 0.9% N/S 1L를 24시간 동안 모두 주입하려 할 때 1방울 점적 시 소요시간은? (단, 소수점 둘째 자리에서 반올림한다)

① 4.3
② 4.4
③ 4.5
④ 4.6
⑤ 4.7

16 '이것'(은)는 체온조절중추로, 심부체온을 정상적으로 36.0 ~ 37.5℃의 범위 및 열 생산과 열소실의 균형을 유지한다. 다음 중 '이것'은?

① 뇌하수체
② 시상
③ 시상하부
④ 소뇌
⑤ 대뇌

17 대사성 산증 환자의 동맥혈가스분석 결과로 옳은 것은?

① $PaCO_2$ 증가, pH 감소
② $PaCO_2$ 감소, pH 증가
③ HCO_3^- 감소, pH 감소
④ $PaCO_2^-$ 정상, pH 증가
⑤ HCO_3^- 증가, pH 증가

18 **5% DW 100mL에 dopaime 400mg을 mix하여 4cc/hr로 infusion pump를 설정하면 분당 몇 mcg이 주입되는가? (단, 환자의 체중 = 50kg)**

① 4.8
② 4.9
③ 5.1
④ 5.2
⑤ 5.3

19 **다음 중 기관지 확장증에 대한 설명으로 옳지 않은 것은?**

① 기관지벽의 탄력 섬유와 근육이 파괴되어 나타나는 질환이다.
② 많은 양의 화농성 객담이 관찰된다.
③ 기도 청결을 유지하는 것이 중요하다.
④ 가역적인 기도 폐쇄를 특징으로 한다.
⑤ 감염에 대한 예방이 필요하다.

20 **우심부전 환자에서 나타나는 증상으로 옳은 것은?**

① 폐울혈과 폐부종이 동반된다.
② 소변량이 감소하고 혈압이 저하된다.
③ 청진 시 수포음이 들린다.
④ 간비대와 복수가 나타난다.
⑤ 거품이 많고 피가 섞인 객담이 배출된다.

21 간호관리 체계모형 중 투입과정에 해당하는 내용으로 옳은 것은?

① 간호의 질
② 건물설계
③ 갈등관리
④ 조직구조
⑤ 시간 관리

22 0.9% N/S 100mL를 infusion pump로 30분 동안 주입하려면 시간당 몇 cc를 주어야 하는가?

① 50
② 100
③ 150
④ 200
⑤ 250

23 적은 수의 간호직원으로 간호 업무를 기능적으로 분담시킴으로써 반복된 업무를 통한 효율성과 비용절감을 하는 기능적 간호방법의 직무설계 방법으로 옳은 것은?

① 직무단순화
② 직무순환
③ 직무확대
④ 직무충실화
⑤ 직무분석

24 **마약관리에 대한 설명으로 옳지 않은 것은?**

① 반드시 마약대장과 함께 이중사건 장치가 된 마약장에 보관한다.

② 마약은 근무조마다 인수인계한다.

③ 환자별 마약 사용의 내역인 마약대장은 3년간 일정한 장소에 보관한다.

④ 마약금고 열쇠는 간호사 간 직접 전달한다.

⑤ 마약의 잔량이 남은 경우 일반 약과 같이 의료폐기물에 폐기한다.

25 **Keppra 500mg을 경구투약 시 몇 cc가 투약되는가? (단, drug label = 1,000mg/10mL)**

① 1

② 2

③ 3

④ 4

⑤ 5

26 **유행성 이하선염 환아의 간호중재로 옳은 것은?**

① 별도의 격리는 필요 없다.

② 필요시 아스피린을 투여한다.

③ 입맛 자극을 위해 신맛 음식을 제공한다.

④ 저작기능을 위해 단단한 음식을 제공한다.

⑤ 종창 시 국소적 냉습포로 동통을 완화한다.

27 4개월 영아에게 DTaP 백신을 주사할 때 접종 부위로 옳은 것은?

① 삼각근
② 둥둔근
③ 복둔근
④ 대퇴직근
⑤ 외측광근

28 성숙위기에 해당하는 사건은?

① 지진
② 결혼
③ 정년퇴직
④ 만성 간경화 진단
⑤ 사랑하는 사람의 죽음

29 쌍둥이를 임신했을 때 가장 흔하게 나타나는 문제는?

① 자궁파열
② 포상기태
③ 제대탈출
④ 양수과다증
⑤ 양수과소증

30 모체혈청 검사 시 알파피토프로테인(AFP) 수치가 하강했을 때 해석으로 옳은 것은?

① 식도폐쇄
② 양수과소증
③ 신경관 결함
④ 염색체 삼체성
⑤ 태아용혈성 질환

01. 수리논리

02. 추리논리

03. 직무상식

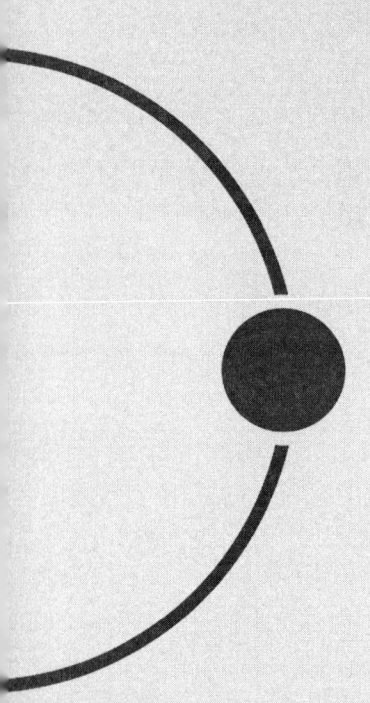

PART

03

제2회 실전모의고사

chapter

01 수리논리

✚ 정답 및 해설 168p

1 어느 해의 10월 1일은 월요일이다. 다음 해의 3월 1일은 무슨 요일인가? (단, 다음 해는 윤년이다)

① 수요일
② 목요일
③ 금요일
④ 토요일
⑤ 일요일

2 두 아들을 둔 아버지의 현재 나이는 아들들 나이의 합보다 2배 많다. 8년 후, 아버지의 나이는 아들들 나이의 합보다 24살 많다고 할 때, 아버지의 현재 나이는 몇 살인가?

① 49세
② 56세
③ 64세
④ 66세
⑤ 71세

3　자연수 중 연속한 두 짝수를 곱했더니 24가 되었다. 두 수를 더한 값은?

① 6　　② 10
③ 12　　④ 16
⑤ 18

4　주머니에 2, 3, 4, 5, 6을 각각 한 번씩만 사용하여 만들 수 있는 모든 경우의 다섯 자리 숫자가 적힌 공들이 각각 하나씩 들어있다. 임의로 공 하나를 꺼낼 때, 공에 적힌 숫자가 홀수일 확률은?

① $\frac{1}{5}$　　② $\frac{2}{5}$
③ $\frac{1}{3}$　　④ $\frac{2}{3}$
⑤ $\frac{1}{2}$

5 휴대폰 선호도에 대한 설문조사 결과 100명의 응답자 중, A사 제품 또는 B사 제품을 선택한 사람이 전체의 70%였다. 이 중에서 A사 제품을 선택한 사람이 B사 제품을 선택한 사람보다 10명 더 많았다면, A사 제품을 선택한 사람은 몇 명인가?

① 30
② 36
③ 40
④ 48
⑤ 50

6 ○○기업의 재무회계 1 ~ 5팀의 과장 4명과 사원 2명 중 2명씩 임의로 짝을 지어 실사에 다녀올 예정이다. 이때, 같은 직급끼리 다녀올 확률을 얼마인가?

① $\frac{1}{20}$
② $\frac{2}{35}$
③ $\frac{3}{45}$
④ $\frac{1}{9}$
⑤ $\frac{1}{5}$

7 총 길이가 20km인 원형 트랙을 자동차로 4시간 동안 시계 방향으로 돌았다. 처음 2시간 동안 10회, 다음 1시간 동안 6회, 마지막 1시간 동안 4회 돌았다면, 이 4시간 동안의 자동차 평균 속력은 몇 km/h인가?

① 70
② 80
③ 90
④ 100
⑤ 110

8 KTX열차는 A지점에서 B지점까지 시속 200km, B지점에서 C지점까지 시속 100km로 달린다. A지점에서 C지점까지의 거리는 400km이다. 오전 9시에 A지점을 출발한 KTX열차가 2시간 30분 후에 C지점에 도착하였다면, B지점을 지날 때의 시각은?

① 오전 9시 40분
② 오전 10시
③ 오전 10시 20분
④ 오전 10시 30분
⑤ 오전 10시 40분

9 입구부터 출구까지의 총 길이가 840m인 터널을 열차가 초속 50m의 속도로 달려 완전히 통과할 때까지 걸린 시간이 25초라고 할 때, 이보다 긴 1,400m의 터널을 동일한 열차가 같은 속도로 완전히 통과하는 데 걸리는 시간은 얼마인가?

① 33.2초
② 33.8초
③ 34.5초
④ 35.4초
⑤ 36.2초

10 ○○병원에서 회의 자료 5개를 A, B, C 중 하나의 폴더에만 저장하려고 한다. 파일을 저장하는 서로 다른 방법의 수는?

① 81
② 125
③ 150
④ 243
⑤ 309

11 어느 학교에서 학생과 선생님 총 48명이 소풍을 갔다. 점심시간에 학생들은 한 명당 빵을 두 개씩 먹었고, 선생님들은 두 명당 한 개씩 먹었다. 총 48개의 빵을 먹었다면, 소풍에 참여한 학생의 수는?

① 8
② 16
③ 24
④ 32
⑤ 42

12 다음은 2023 ~ 2024년 甲국의 건강보험 주요지표와 관련된 표이다. 이에 대한 설명으로 옳은 것을 모두 고르면? (단, 소수 둘째 자리에서 반올림한다)

甲국의 건강보험 주요 지표

(단위 : 천만 원)

구분	2023년	2024년
총수입	81,708	97,008
총지출	78,951	86,176
수지율	(가)	94.7
급여비	76,713	83,466
보험료	79,045	87,256
보험료 대 급여비 비율	(나)	(다)

※ 1) 수지율 = (총지출/총수입)×100

2) 보험료 대 급여비 비율=(급여비/보험료)×100

㉠ 2024년 총지출은 전년 대비 18% 이상 증가했다.
㉡ 2024년 급여비의 전년 대비 증감률은 7% 미만이다.
㉢ 2023년 수지율 (가)는 96.6%다.
㉣ 2023년 보험료 대 급여비 비율 (나)는 90%를 넘는다.
㉤ (나)와 (다)의 합은 180 미만이다.

① ㉠㉡
② ㉡㉢
③ ㉣㉤
④ ㉠㉢㉣
⑤ ㉡㉣㉤

13 ○○ 병원은 면접자 A, B, C, D, E 중 한 명을 채용하려고 한다. 다음 채용 기준에 근거했을 때 채용되는 사람은?

〈채용 기준〉

- 면접심사에서 가장 높은 점수를 받은 한 명을 최종적으로 채용한다.
- 면접자별 평가항목의 점수와 가중치를 곱한 값을 합한 총점이 80점 이하인 경우 불합격 처리를 한다.

※ 1) 면접자별 점수는 100점 만 점이다.

2) 총점이 동점일 경우 윤리 · 책임 항목의 점수가 더 높은 면접자를 우선으로 채용한다.

〈면접심사 점수〉

평가 항목	가중치	면접자별 점수				
		A	B	C	D	E
소통 · 공감	30%	40	80	70	90	80
헌신 · 열정	20%	60	70	60	70	80
창의 · 혁신	20%	90	50	70	80	70
윤리 · 책임	30%	80	90	90	100	90

① A ② B

③ C ④ D

⑤ E

14 **다음 자료를 참고하여 내린 판단으로 적절한 것은?**

〈가구주 연령대별 가구당 순자산 보유액〉

(단위 : 만 원)

구분		전체	30세 미만	30대	40대	50대	60세 이상
평균	2023년	31,572	7,489	21,904	31,246	37,026	33,772
	2024년	34,042	7,509	23,186	34,426	39,419	35,817

〈가구주 종사상 지위별 가구당 순자산 보유액〉

(단위 : 만 원)

구분		전체	상용근로자	임시 · 일용근로자	자영업자	기타(무직 등)
평균	2023년	31,572	34,389	13,390	39,998	26,475
	2024년	34,042	37,436	14,567	42,112	29,323

※ 단, 계산 값은 소수점 둘째 자리에서 반올림한다.

① 2023년과 2024년 임시 · 일용근로자는 모두 30대이다.

② 평균 가구당 순자산 보유액이 가장 크게 증가한 연령대는 50대이다.

③ 평균 가구당 순자산 보유액의 증가율이 가장 큰 종사상 지위는 기타(무직 등)이다.

④ 전체 평균의 가구당 순자산 보유액 증가율은 10%를 조금 넘는다.

⑤ 전체 순자산 보유액에서 자영업자의 순자산이 차지하는 비중이 가장 크다.

15 4차 산업혁명 관련 기술을 개발 또는 활용하고 있는 기업에 대한 다음 자료를 올바르게 해석한 것은?

〈표1〉

(단위 : 개, %)

	기업 수	산업 대분류											
		농림어업	광업제조업	제조업	전기가스업	건설업	도소매업	운수·창고업	숙박음식업	정보통신업	부동산업	기타서비스업	금융보험업
조사대상 기업 수	12,579	26	6,119	6,106	59	543	1,401	715	323	1,047	246	1,773	327
구성비	100.0	0.2	48.6	48.5	0.5	4.3	11.1	5.7	2.6	8.3	2.0	14.1	2.6
4차 산업 기술 개발·활용 기업 수	1,014	–	408	408	9	28	94	22	19	265	3	114	52
구성비	100.0	–	40.2	40.2	0.9	2.8	9.3	2.2	1.9	26.1	0.3	11.2	5.1

〈표2〉

(단위 : 개, %)

4차 산업 기술 개발·활용 기업 수	계	분야(복수응답)								
		사물 인터넷	클라우드	빅데이터	모바일 (5G)	인공 지능	블록 체인	3D 프린팅	로봇 공학	가상증강 현실
1,014	1,993	288	332	346	438	174	95	119	96	105
	100.0	14.5	16.7	17.4	22.0	8.7	4.8	6.0	4.8	5.3

※ 단, 계산 값은 소수점 둘째 자리에서 반올림한다.

① 4차 산업 기술을 활용하는 전기가스업 기업은 모두 사물인터넷을 활용한다.

② 조사대상 기업체 중 4차 산업 기술을 활용하는 기업의 비중은 금융보험업이 전기가스업보다 더 높다.

③ 전체 조사대상 기업 중 4차 산업 기술을 활용하는 기업의 수는 1,993개이다.

④ 가장 많이 활용되고 있는 3가지 4차 산업 기술은 5G 모바일, 빅데이터, 사물인터넷이다.

⑤ 조사대상 기업체 중 4차 산업 기술 활용 비중이 가장 낮은 업종은 운수·창고업이다.

16 다음 〈표〉는 2024년 5월 공항별 운항 및 수송현황에 관한 자료이다. 〈표〉와 〈보기〉를 근거로 하여 A~E에 해당하는 공항을 바르게 나열한 것은?

〈표〉 공항별 운항 및 수송현황

구분 \ 공항	운항편수 (편)	여객수 (천 명)	화물량 (톤)
인천	20,818	3,076	249,076
A	11,924	1,836	21,512
B	6,406	(가)	10,279
C	11,204	1,820	21,137
D	(나)	108	1,582
광주	944	129	1,290
E	771	121	1,413
전체	52,822	7,924	306,289

※ 전체 공항은 광주, 김포, 김해, 대구, 인천, 제주, 청주공항으로 구성됨

〈보기〉

㉠ 김포공항과 제주공항 여객수의 합은 인천공항 여객수보다 많다.
㉡ 화물량이 많은 공항부터 순서대로 나열하면 제주공항이 세 번째이다.
㉢ 김해공항 여객수는 광주공항 여객수의 6배 이상이다.
㉣ 운항편수가 적은 공항부터 순서대로 나열하면 대구공항이 두 번째이다.
㉤ 광주공항과 청주공항 운항편수의 합은 전체 운항편수의 5% 미만이다.

	A	B	C	D	E
①	김포	김해	제주	대구	청주
②	김포	김해	제주	청주	대구
③	김포	청주	제주	대구	김해
④	제주	청주	김포	김해	대구
⑤	제주	김해	김포	청주	대구

17 **다음 〈표〉는 탄소포인트제 가입자 ㉠ ~ ㉣의 에너지 사용량 감축률 현황을 나타낸 자료이다. 아래의 〈지급 방식〉에 따라 가입자 ㉠ ~ ㉣가 탄소포인트를 지급받을 때, 탄소포인트를 가장 많이 지급받는 가입자와 가장 적게 지급받는 가입자를 바르게 나열한 것은?**

〈표〉 가입자 ㉠ ~ ㉣의 에너지 사용량 감축률 현황

(단위 : %)

에너지 사용유형 \ 가입자	㉠	㉡	㉢	㉣
전기	2.9	15.0	14.3	6.3
수도	16.0	15.0	5.7	21.1
가스	28.6	26.1	11.1	5.9

〈지급 방식〉

• 탄소포인트 지급 기준

에너지 사용유형 \ 에너지 사용량 감축률	5% 미만	5% 이상 10% 미만	10% 이상
전기	0	5,000	10,000
수도	0	1,250	2,500
가스	0	2,500	5,000

• 가입자가 지급받는 탄소포인트＝전기 탄소포인트＋수도 탄소포인트＋가스 탄소포인트

	가장 많이 지급받는 가입자	가장 적게 지급받는 가입자
①	㉡	㉠
②	㉡	㉢
③	㉡	㉣
④	㉢	㉠
⑤	㉢	㉣

18 다음 〈표〉는 창호, 영숙, 기오, 준희가 홍콩 여행을 하며 지출한 경비에 관한 자료이다. 지출한 총 경비를 네 명이 동일하게 분담하는 정산을 수행할 때 〈그림〉의 ㉠, ㉡, ㉢에 해당하는 금액을 바르게 나열한 것은?

〈표〉 여행경비 지출 내역

구분	지출자	내역	금액	단위
숙박	창호	호텔비	400,000	원
교통	영숙	왕복 비행기	1,200,000	
기타	기오	간식1	600	홍콩달러
		중식1	700	
		관광지1 입장권	600	
		석식	600	
		관광지2 입장권	1,000	
		간식2	320	
		중식2	180	

※ 환율은 1홍콩 달러당 140원으로 일정하다고 가정한다.

〈그림〉 여행경비 정산 관계도

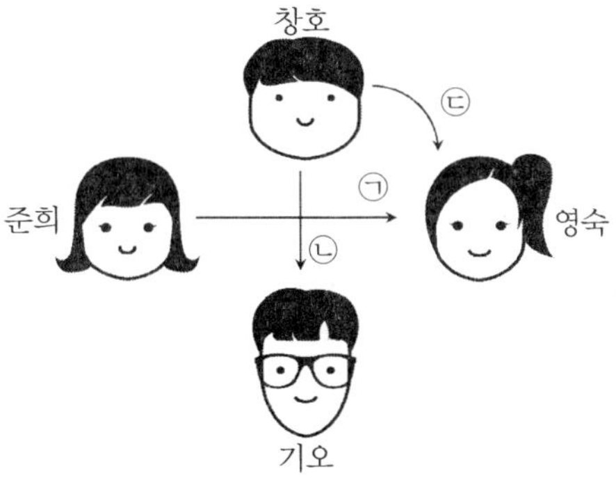

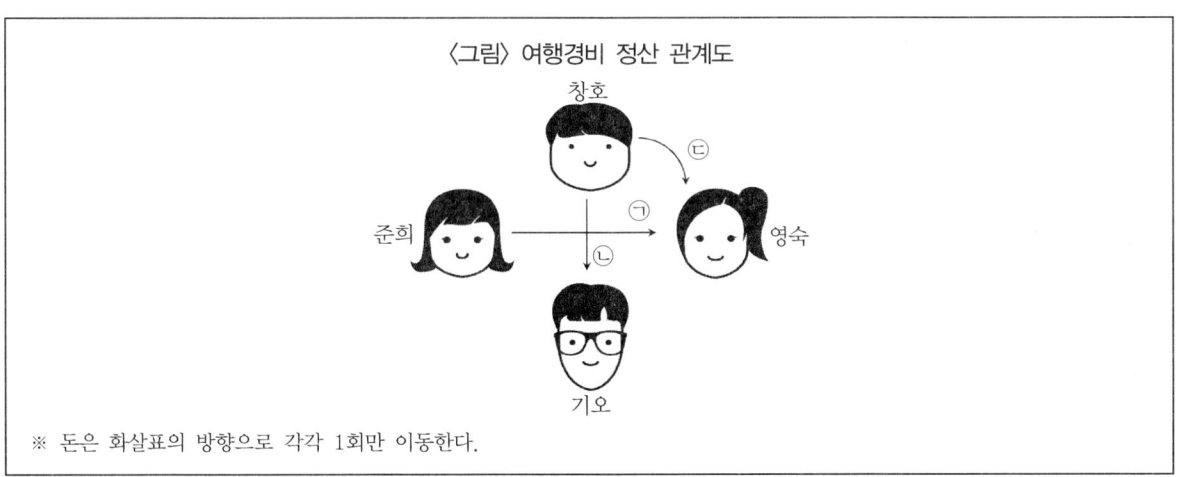

※ 돈은 화살표의 방향으로 각각 1회만 이동한다.

	㉠	㉡	㉢
①	540,000원	20,000원	120,000원
②	540,000원	20,000원	160,000원
③	540,000원	40,000원	100,000원
④	300,000원	40,000원	100,000원
⑤	300,000원	20,000원	120,000원

19 다음 〈표〉는 2024년 지방법원(A ~ E)의 배심원 출석현황에 관한 자료이다. 이에 대한 〈보기〉의 설명 중 옳은 것만을 모두 고르면?

〈표〉 2024년 지방법원(A ~ E)의 배심원 출석 현황

(단위 : 명)

구분 / 지방법원	소환인원	송달 불능자	출석취소 통지자	출석의무자	
					출석자
A	1,880	533	573	(　　)	411
B	1,740	495	508	(　　)	453
C	716	160	213	343	189
D	191	38	65	88	57
E	420	126	120	174	115

※ 1) 출석의무자수 = 소환인원 − 송달불능자수 − 출석취소통지자수

2) 출석률(%) = $\frac{\text{출석자수}}{\text{소환인원}} \times 100$

3) 실질출석률(%) = $\frac{\text{출석자수}}{\text{출석의무자수}} \times 100$

〈보기〉

㉠ 출석의무자 수는 B지방법원이 A지방법원보다 많다.
㉡ 실질출석률은 E지방법원이 C지방법원보다 낮다.
㉢ D지방법원의 출석률은 25% 이상이다.
㉣ A ~ E지방법원 전체 소환인원에서 A지방법원의 소환 인원이 차지하는 비율은 35% 이상이다.

① ㉠㉡　　② ㉠㉢
③ ㉡㉢　　④ ㉡㉣
⑤ ㉢㉣

20 **다음은 가정용 인터넷 요금제와 부가서비스 요금표이다. 이를 참고하여 〈보기〉의 고객 중 총 요금이 높은 순으로 바르게 나열한 것은?**

〈표1〉 인터넷 기본 요금제

사용량(GB)	요금(원/GB)
1 ~ 100	200
101 ~ 200	300
201 이상	500

〈표2〉 부가서비스 요금

서비스명	월 정액요금(원)
보안 서비스	3,000
클라우드 백업	4,000
고속 다운로드	5,500

※ 총 사용량 1GB당 150원 부과

〈보기〉

㉠ 데이터 사용량 : 220GB, 부가서비스 : 보안+고속 다운로드
㉡ 데이터 사용량 : 150GB, 부가서비스 : 클라우드 백업
㉢ 데이터 사용량 : 200GB, 부가서비스 : 없음
㉣ 데이터 사용량 : 180GB, 부가서비스 : 보안 서비스
㉤ 데이터 사용량 : 250GB, 부가서비스 : 클라우드 백업+고속 다운로드

① ㉤ > ㉠ > ㉢ > ㉣ > ㉡
② ㉤ > ㉢ > ㉠ > ㉡ > ㉣
③ ㉠ > ㉤ > ㉣ > ㉢ > ㉡
④ ㉤ > ㉠ > ㉣ > ㉢ > ㉡
⑤ ㉤ > ㉠ > ㉡ > ㉣ > ㉢

chapter 02

추리논리

✚ 정답 및 해설 173p

1 **최 대리, 남 대리, 양 과장, 강 사원, 이 과장 5명은 사내 기숙사 A ~ E동에 나누어 숙소를 배정받았다. 다음 조건을 참고할 때, 같은 동에 배정받을 수 있는 두 사람이 올바르게 짝지어진 것은 어느 것인가?**

- 최 대리는 C동, D동, E동에 배정받지 않았다.
- 남 대리는 A동, C동, D동에 배정받지 않았다
- 양 과장은 B동, D동, E동에 배정받지 않았다.
- 강 사원은 B동, C동, E동에 배정받지 않았다.
- 이 과장은 A동, C동, E동에 배정받지 않았다.
- 아무도 배정받지 않은 동은 C동뿐이다.
- A동은 두 사람이 배정받은 동이 아니다.

① 최 대리, 양 과장
② 남 대리, 이 과장
③ 최 대리, 강 사원
④ 양 과장, 강 사원
⑤ 강 사원, 이 과장

2 **은행, 식당, 편의점, 부동산, 커피 전문점, 통신사 6개의 상점이 아래에 제시된 조건을 모두 만족하며 위치할 때, 오른쪽에서 세 번째 상점은 어느 것인가?**

> ㉠ 모든 상점은 옆으로 나란히 연이어 위치하고 있으며, 사이에 다른 상점은 없다.
> ㉡ 편의점과 식당과의 거리는 두 번째로 멀다.
> ㉢ 커피 전문점과 편의점 사이에는 한 개의 상점이 있다.
> ㉣ 왼쪽에서 두 번째 상점은 통신사이다.
> ㉤ 식당의 바로 오른쪽 상점은 부동산이다.

① 식당
② 통신사
③ 은행
④ 편의점
⑤ 커피 전문점

3 **다음은 철도 1 ~ 5호선의 매출 순위를 나타내는 설명이다. 다음의 명제가 모두 참일 경우, 항상 참이 되는 것은?**

> • 1호선과 2호선의 매출 순위 차이는 3호선과 4호선의 매출 순위 차이와 같다.
> • 1호선은 가장 매출이 많다.
> • 5호선은 4호선보다 매출 순위가 더 높다.
> • 매출 순위가 같은 호선은 없다.

① 1호선과 5호선은 매출 순위가 연이어 있다.
② 5호선의 매출 순위는 4위보다 높다.
③ 2호선과 3호선은 매출 순위가 연이어 있다.
④ 5호선과 4호선은 매출 순위가 연이어 있다.
⑤ 2호선은 매출 순위가 가장 높다.

4 **다음의 조건이 모두 참일 때, 甲이 가장 먼저 처리해야 할 업무는?**

> (가) '메일 전송'과 '파일 저장'은 연이어 일어나지 않았다.
> (나) '자료 추합'은 가장 마지막에 일어나지 않았다.
> (다) '메일 전송'은 '보고일지 작성'과 '보고서 작성' 사이에 일어났다.
> (라) '파일 저장'은 '메일 전송'과 '자료 추합' 사이에 일어났다.
> (마) '자료 추합'이 '보고일지 작성'보다 먼저 일어났다면, '보고서 작성'이 '보고일지 작성'보다 먼저 일어났을 것이다.

① 메일 전송
② 파일 저장
③ 자료 추합
④ 보고서 작성
⑤ 보고일지 작성

▌5～9▌ 다음 짝지어진 단어 사이의 관계가 나머지와 다른 하나를 고르시오.

5 ① 바지－청바지
② 식기－컵
③ 시작－끝
④ 꽃－국화
⑤ 새－참새

6 ① 밥 – 쌀

② 종이 – 나무

③ 고구마 – 탄수화물

④ 타이어 – 고무

⑤ 면 – 밀가루

7 ① 옷 – 의상

② 남자 – 여자

③ 동 – 서

④ 오른쪽 – 왼쪽

⑤ 좋다 – 싫다

8 ① 밥 – 먹다

② 노래 – 부르다

③ 책 – 주다

④ 의자 – 만들다

⑤ 꽃 – 피다

9 ① 아이 – 어린이

② 쉽다 – 어렵다

③ 기쁨 – 환희

④ 낯 – 얼굴

⑤ 참다 – 견디다

▌10 ~ 14▌ 다음 제시된 단어의 성격과 가장 유사한 것을 고르시오.

10

침묵－정적

① 겸손－거만
② 희망－절망
③ 수입－지출
④ 회화－대화
⑤ 전진－후퇴

11

와사비

① 버스
② 도담
③ 난슬
④ 누림
⑤ 너울

12

생선 － 붕어

① 기르다 － 키우다
② 예술 － 문학
③ 과거 － 미래
④ 작다 － 크다
⑤ 남학생 － 여학생

13

낯 – 얼굴

① 장점 – 단점
② 길다 – 짧다
③ 참 – 거짓
④ 작다 – 크다
⑤ 모으다 – 수집하다

14

아라

① 가람
② 오뎅
③ 와사비
④ 컴퓨터
⑤ 주스

15 재적의원이 210명인 '갑'국 의회에서 다음과 같은 규칙에 따라 안건 통과 여부를 결정한다고 할 때, 옳은 설명만으로 짝지어진 것은?

〈규칙〉

- 안건이 상정된 회의에서 기권표가 전체의 3분의 1 이상이면 안건은 부결된다.
- 기권표를 제외하고, 찬성 또는 반대의견을 던진 표 중에서 찬성표가 50%를 초과해야 안건이 가결된다.

※ 재적의원 전원이 참석하여 1인 1표를 행사하였고, 무효표는 없다.

〈보기〉

㉠ 70명이 기권하여도 71명이 찬성하면 안건은 가결된다.
㉡ 104명이 반대하면 기권표에 관계없이 안건이 부결된다.
㉢ 141명이 찬성하면 기권표에 관계없이 안건이 가결된다.
㉣ 안건이 가결될 수 있는 최소 찬성표는 71표이다.

① ㉠㉡
② ㉠㉢
③ ㉡㉢
④ ㉡㉣
⑤ ㉢㉣

16 다음의 내용을 근거로 할 때 유추할 수 있는 옳은 내용으로 짝지어진 것은?

갑과 을은 ○×퀴즈를 풀었다. 문제는 총 8문제(100점 만점)이고, 분야별 문제 수와 문제당 배점은 다음과 같다.

분야	문제 수	문제당 배점
한국사	6	10점
경제	1	20점
예술	1	20점

문제 순서는 무작위로 정해지고, 갑과 을이 각 문제에 대해 ○ 또는 ×를 다음과 같이 선택하였다.

문제	갑	을
1	○	○
2	×	○
3	○	○
4	○	×
5	×	×
6	○	×
7	×	○
8	○	○
총점	80점	70점

〈보기〉

㉠ 갑과 을은 모두 경제 문제를 틀린 경우가 있을 수 있다.
㉡ 갑만 경제 문제를 틀렸다면, 예술 문제는 갑과 을 모두 맞혔다.
㉢ 갑이 역사 문제 두 문제를 틀렸다면, 을은 예술 문제와 경제 문제를 모두 맞혔다.

① ㉡
② ㉢
③ ㉠㉡
④ ㉠㉢
⑤ ㉡㉢

▌17 ~ 18▐ 다음의 말이 전부 참일 때 항상 참인 것을 고르시오.

17

> • 모든 사람은 유쾌하다.
> • 모든 성인은 사람이다.
> • 모든 직장인은 성인이다.
> • 모든 마음은 건강하다.

① 모든 건강은 사람이다.

② 모든 건강은 재미있다.

③ 모든 직장인은 유쾌하다.

④ 모든 성인은 건강하다.

⑤ 모든 사람은 건강하다.

18

> • 독서를 하면 마음의 양식이 쌓인다.
> • 마음의 양식이 쌓인 사람은 상상력이 풍부하다.
> • 독서하는 사람은 집중력이 높다.
> • 성인은 독서한다.

① 성인은 집중력이 낮다.

② 성인은 상상력이 풍부하다.

③ 성인은 마음의 양식이 부족하다.

④ 독서를 하면 성인이다.

⑤ 집중력이 높으면 성인이다.

19 **甲사 총무팀에서 근무하는 A, B, C는 각기 다른 서울, 부산, 대전 출신이다. 이 중 단 한 명만 진실을 말했을 때, 다음 중 고향이 바르게 연결된 것은?**

- A : "내 고향은 부산이야"
- B : "내 고향은 서울이야"
- C : "내 고향은 부산이야"

① A－부산, B－서울, C－대전

② A－부산, B－대전, C－서울

③ A－대전, B－부산, C－서울

④ A－서울, B－부산, C－대전

⑤ A－서울, B－대전, C－부산

20 **8층에서 엘리베이터를 타게 된 갑, 을, 병, 정, 무 5명은 5층부터 내리기 시작하여 마지막 다섯 번째 사람이 1층에서 내리게 되었다. 다음 〈조건〉을 만족할 때, 1층에서 내린 사람은 누구인가?**

〈조건〉

- 2명이 함께 내린 층은 4층이며, 나머지는 모두 1명씩만 내렸다.
- 을이 내리기 직전 층에서는 아무도 내리지 않았다.
- 무는 정의 바로 다음 층에서 내렸다.
- 갑과 을은 1층에서 내리지 않았다.

① 갑

② 을

③ 병

④ 정

⑤ 무

▌21 ~ 22 ▌ 주어진 내용을 읽고 바르게 서술된 것을 고르시오.

21

A, B, C, D는 모두 양의 정수이다.

① A와 B를 더하면 0보다 작다.

② A에서 C를 빼면 0보다 작다.

③ A, B, C, D 중 2개를 골라 모두 곱하면 0보다 크다.

④ A, B를 곱한 수는 C, D를 곱한 수보다 작다.

⑤ A, B, C, D 중 3개를 골라 모두 더하면 0보다 작다.

22

정보 사회라고 하는 오늘날, 우리는 실제적 필요와 지식 정보의 획득을 위해서 독서하는 경우가 많다. 일정한 목적의식이나 문제의식을 안고 달려드는 독서일수록 사실은 능률적인 것이다. 르네상스적인 만능의 인물이었던 괴테는 그림에 열중하기도 했다. 그는 그림의 대상이 되는 집이나 새를 더 관찰하기 위해서 그리는 것이라고, 의아해 하는 주위 사람에게 대답했다고 전해진다. 그림을 그리겠다는 목적의식을 가지고 집이나 꽃을 관찰하면 분명하고 세밀하게 그 대상이 떠오를 것이다. 마찬가지로 일정한 주제 의식이나 문제의식을 가지고 독서를 할 때보다 창조적이고 주체적인 독서 행위가 성립될 것이다.

① 목적의식 없는 독서일수록 사실은 능률적이다.

② 문제의식 없는 독서는 주체적인 독서 행위가 성립된다.

③ 문제의식을 가지고 독서를 하면 비능률적이다.

④ 목적의식을 가지고 대상을 관찰하면 세밀하게 그 대상이 떠오를 것이다.

⑤ 주제의식을 가지고 독서를 해야 창조적인 사람이 될 수 있다.

▎23 ~ 25 ▎ 다음 각 기호가 일정한 규칙에 따라 문자들을 변화시킬 때, 각 문제의 '?'에 들어갈 알맞은 것을 고르시오.

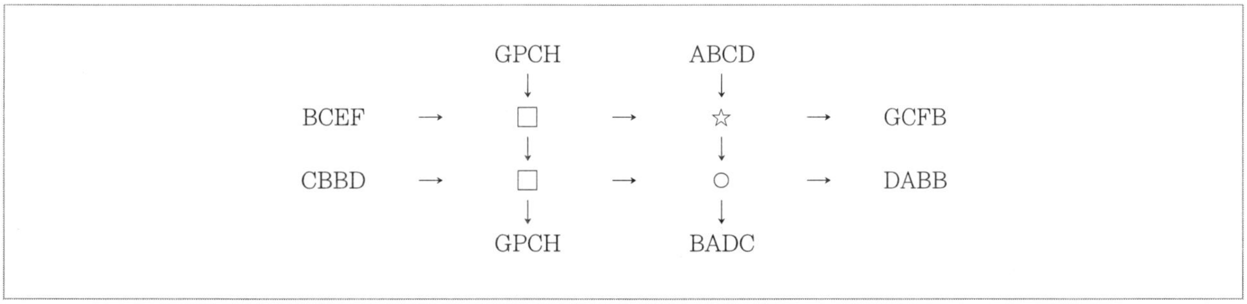

23

BBCE → □ → ○ → ?

① SEWM
② EACA
③ ABCB
④ BEFG
⑤ OKWP

24

BCED → ☆ → ○ → ?

① CBFC
② ACED
③ CBCF
④ BCCF
⑤ EFCB

25

CDBE → ○ → □ → ☆ → ?

① EBAC
② CABE
③ BCED
④ ABEC
⑤ ECCC

| 26 ~ 30 | 다음 제시된 기호들(&, ♌, ♊, ♋)은 일정한 규칙에 따라 문자 또는 숫자들을 변화시킨다. 물음에 따라 괄호 안에 들어갈 것을 고르시오.

		SCM		EVA		LBO		
		↓		↓		↓		
CPI	→	♊	→	♌	→	&	→	IICP
		↓		↓		↓		
PER	→	♌	→	♋	→	♊	→	RP
		↓		↓		↓		
		MSC		EA		OBLL		

26

ACE → ♋ → & → (　　)

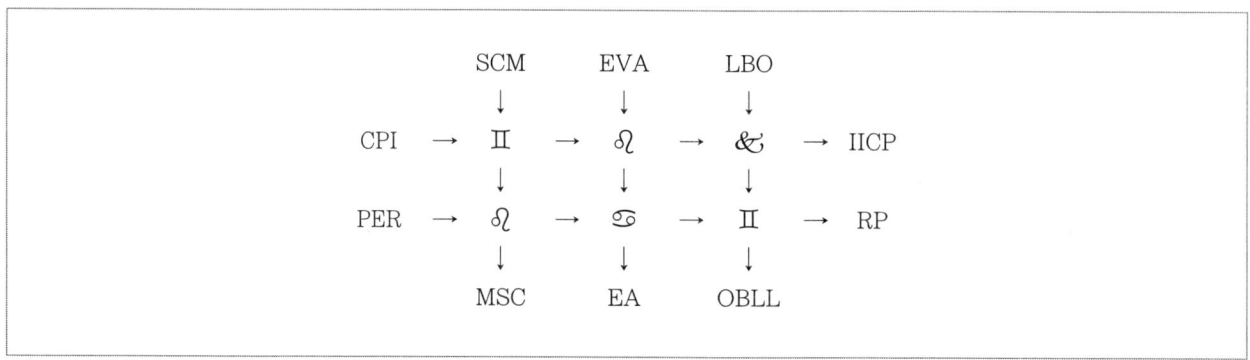

① AECC
② ACE
③ ECA
④ AAC
⑤ CAA

27

FRIDAY → & → (　　) → ♋ → YADIRF

① ♋
② ♌
③ &
④ ♊
⑤ ☻

28

PSYU → Ⅱ → ♋ → & → Ⅱ → ( )

① SYUU
② UUYS
③ PSYY
④ UYSS
⑤ SSYU

29

MS1583 → & → Ⅱ → ♋ → ( )

① MMS158
② M1583S
③ 3851SM
④ 3851SMM
⑤ 583MSM1

30

1723 → ( ) → 1237

① &
② ♌
③ Ⅱ
④ ♋
⑤ ☻

chapter 03

직무상식

✚ 정답 및 해설 179p

1 **축구 경기 후 무릎 주위의 부종과 통증을 호소하는 선수에게 맥머레이 검사를 시행하였을 때 양성반응이 나타났다면 손상이 의심되는 부위는?**

① 반월판

② 슬근

③ 비골신경

④ 전방십자인대

⑤ 후방십자인대

2 **다음 중 복막투석에 대한 설명으로 옳은 것은?**

① 3 ~ 5시간의 짧은 치료 시간

② 전문적 장비 필요

③ 전신적 헤파린 요법

④ 식이 제한 필요

⑤ 환자 스스로 쉽게 조작 가능

3 **20mcg을 ng으로 변환한 것은?**

① 200,000

② 2,000,000

③ 20,000

④ 2,000

⑤ 200

4 **하지 석고붕대를 적용 중인 환자의 발가락이 차고 창백하며 감각이 없을 때 우선적인 간호중재는?**

① 석고붕대를 제거한다.
② 냉요법을 적용한다.
③ 석고붕대 안쪽에 핀을 넣어 긁는다.
④ 다리를 베개로 지지하여 상승시킨다.
⑤ 다리의 관절가동범위운동을 실시한다.

5 **간호중재가 필요한 비정상 배뇨 소견은?**

① 연한 노란색을 띤다.
② 소변 내 케톤이 없다.
③ 적혈구가 2개 이내이다.
④ 소변의 pH 농도가 4.7이다.
⑤ 하루 소변량이 300ml이다.

6 **혈전증 및 색전증의 치료제로 사용되는 Heparin에 대한 설명으로 옳지 않은 것은?**

① aPTT를 주기적으로 확인해야 한다.
② 출혈의 부작용이 있다.
③ antithrombinⅢ의 항응고 작용을 촉진 한다.
④ 혈소판 감소증이 나타날 수 있다.
⑤ 임신 중에는 사용하면 안 된다.

7 **진단서 기재 사항으로 옳지 않은 것은?**

① 병명 및 질병분류기호
② 입 · 퇴원 연월일
③ 의료기관의 명칭 및 주소
④ 진단 연월일
⑤ 처방 의약품 명칭

8 **조직화의 기본 원리에 대한 설명으로 옳지 않은 것은?**

① 계층제의 원리는 역할의 체계, 권한과 책임의 정도에 따라 직무등급이 나뉘는 체계이다.
② 통솔범위의 원리는 한 사람의 통솔자가 통솔할 수 있는 범위를 초과해서는 안 된다는 원리이다.
③ 명령 통일의 원리는 두 명의 상사에게 직접 지시를 받는 것이 가능하다는 원리이다.
④ 분업, 전문화의 원리는 업무를 종류와 성질에 따라 나누어 구성원이 한 가지 주된 업무를 맡도록 일을 분담하는 것이다.
⑤ 조정의 원리는 공동 목표를 달성하기 위해 구성원의 행동을 통일할 수 있도록 하는 것이다.

9 **팔로4 증후는 청색증형 선천성 심장병 중 가장 흔한 것으로 팔로4 증후의 해부학적 특징으로 옳지 않은 것은?**

① 폐동맥협착
② 심방중격결손
③ 대동맥우위
④ 심실중격결손
⑤ 우심실비대

10　5% D/W 3L를 24시간 주입하려면 몇 gtt/min으로 주입해야 하는가? (단, 소수 첫째 자리에서 반올림한다)

① 42　② 43
③ 44　④ 45
⑤ 46

11　크론병(Crohn's disease)에 대한 설명으로 옳은 것은?

① 결장 전체와 대장의 점막과 점막하에서만 발생하는 질환이다.
② 주 증상은 하루 10 ~ 20회 이상의 출혈을 동반한 설사이다.
③ 반고형 대변으로 대변의 악취가 심하거나 지방이 많다.
④ 좌하복부의 압통, 경련 등의 증상이 있다.
⑤ 특징적인 병변은 음와 농양인 염증성 침윤이다.

12　대상포진에 대한 설명으로 옳은 것은?

① 수두보다 전염성이 강하다.
② 수포는 양측성으로 발생한다.
③ 증상 완화를 위해 항생제를 복용한다.
④ 면역이 형성되지 않은 숙주의 일차적 감염이다.
⑤ 권태감, 열감, 소양감, 통증 등의 증상 이후 발진이 나타난다.

13 조현병으로 입원한 환자가 누구하고도 대화하지 않고 병실에서 아무 표정 없이 혼자 지낼 때 적절한 간호진단은?

① 사회적 고립

② 상해의 잠재성

③ 자가 간호 결핍

④ 감각 및 지각 장애

⑤ 만성적 자존감 저하

14 폭력 공격자의 특성으로 옳은 것은?

① 스스로를 비판

② 자기중심적인 이기심

③ 상대방에 대한 적개심

④ 개선될 수 없음을 인정

⑤ 의존적이고 학습된 무력함

15 근육주사 부위의 특징으로 옳지 않은 것은?

① 둔부의 복면부위는 성인과 아동, 영아 모두에게 가장 안전한 부위이다.

② 둔부의 복면부위는 용량이 크거나, 자극적인 약물의 투약부위로 선호된다.

③ 대퇴직근은 혼자서도 주사할 수 있는 근육주사 부위이다.

④ 삼각근은 접근이 쉬운 주사부위로 영아의 근육주사 부위로 주로 이용된다.

⑤ 삼각근은 상완동맥이 인접하고 있어 약물의 흡수 속도가 근육주사 부위 중 가장 빠르다.

16 0.9% N/S 500mL를 8시간 동안 주입하려면 시간당 몇 cc를 주어야 하는가? (단, 소수점 첫째 자리에서 반올림한다)

① 63
② 64
③ 65
④ 67
⑤ 69

17 다음 중 급속 이동 증후군(Dumping syndrome)에 대한 설명으로 옳은 것은?

① 식사 중에 물을 많이 마시도록 한다.
② 식후에는 누워 있는 것이 좋다.
③ Billroth 1 수술 후에 호발한다.
④ 저지방 식이를 권장한다.
⑤ 초기 증상은 저혈당, 후기 증상은 저혈량, 교감신경의 자극이 원인이다.

18 두개내압 상승 환자의 간호 중재로 옳지 않은 것은?

① 측위를 취하고 머리를 상승 시켜 항상 기도 개방을 유지한다.
② 흡인은 일시적으로 두개내압 상승을 유발하므로 10초 이내로 하며 전, 후로 100%로 산소를 투여한다.
③ 변완화제를 투여한다.
④ 조용하고 자극이 적은 환경을 제공한다.
⑤ 낙상 위험성이 있을 때엔 억제대를 사용한다.

19 시간당 400U의 heparin을 IV로 지속적으로 주입하려할 때, 10% D/W 500mL에 heparin 5,000U mix 하여 주입하라고 지시되었다. 시간당 몇 cc를 주어야 하는가?

① 40
② 45
③ 50
④ 55
⑤ 60

20 신우신염에 대한 설명으로 옳지 않은 것은?

① 신우신염의 원인균으로 가장 많은 것은 대장균이다.
② 만성신우신염은 특징적인 증상 없이 저혈압 진료 시 우연히 발견된다.
③ 신우신염의 치료는 소변배양검사를 통해 세균을 확인하여 항생제 치료하는 것이다.
④ 매일 3 ~ 4L의 수분섭취를 권장한다.
⑤ 소변에서 세균과 백혈구가 다량 검출된다.

21 다음 중 드레싱의 종류와 그 목적으로 옳지 않은 것은?

① 투명 필름 드레싱은 삼출액이 적은 상처의 1차 드레싱으로 사용된다.
② 하이드로 콜로이드 드레싱은 삼출물을 흡수하며 오염원으로부터 상처를 보호한다.
③ 하이드로 겔 드레싱은 신경 말단을 촉촉하게 하여 통증을 완화시킨다.
④ 알지네이트 드레싱은 상처의 표면에 겔을 형성해 습기를 유지시킨다.
⑤ 폴리우레탄 폼 드레싱은 삼출물 흡수가 목적이며 상처 표면에 수분을 제공한다.

22 다른 사람에 대한 의심, 다른 사람이 자신을 부당하게 이용한다는 추측 등이 나타나는 인격 장애는?

① 분열성 인격 장애
② 분열형 인격 장애
③ 편집성 인격 장애
④ 반사회적 인격 장애
⑤ 히스테리성 인격 장애

23 인체의 내분비선과 그곳에서 분비되는 호르몬의 연결로 옳은 것은?

① 뇌하수체 전엽 – 갑상선 호르몬
② 뇌하수체 후엽 – 당류코르티코이드
③ 갑상선 – 갑상선 자극 호르몬(TSH)
④ 부신 피질 – 옥시토신
⑤ 신장 – 레닌

24 오심 및 구토를 호소하며 가끔 기면 증상이 나타나는 환자의 ABGA상 pH 7.9, HCO3－ 29mEq/L, PCO2 80mmHg이 측정되었다. 다음 중 어떤 산, 염기 불균형을 나타낸 것인가?

① 호흡성 알칼리증
② 호흡성 산증
③ 대사성 알칼리증
④ 대사성 산증
⑤ 중증 저산소 혈증

25 Plasma solution 1L를 6시간 동안 주입하려 할 때 1방울 점적 시 소요시간은?

① 1sec/gtt
② 2sec/gtt
③ 3sec/gtt
④ 4sec/gtt
⑤ 5sec/gtt

26 지역사회 65세 이상 주민을 대상으로 당뇨병 예방관리사업을 실천할 때 1차 예방수준의 간호중재는?

① 당뇨병 조기 발견
② 인슐린 투약 관리
③ 합병증 진단 건강검진
④ 균형 잡힌 식이 정보 제공
⑤ 당뇨질환자 자조집단 활성화

27 낭종 내 치아, 연골, 뼈, 머리카락 등이 발견되는 생식세포성 난소종양은?

① 태생암
② 유피낭종
③ 다배아종
④ 생식아세포종
⑤ 미분화 배세포종

28 **임신 27주 된 초임부가 간호사에게 태반은 태아에게 어떤 기능을 하는지 질문하였다. 간호사의 답변으로 옳은 것은?**

① "일정한 온도를 유지시킵니다."

② "태아를 자유롭게 움직이게 합니다."

③ "태아의 호흡을 관장합니다."

④ "노폐물을 저장하는 저장고 역할을 합니다."

⑤ "외부의 충격으로부터 태아를 보호합니다."

29 **의학적인 목적으로 사용하지만 의사의 처방에 따르지 않고 임의로 사용하는 것은?**

① 오용

② 남용

③ 중독

④ 금단증상

⑤ 플래시백

30 **사례관리 시 대상자의 문제와 요구에 따라 최적의 서비스를 제공해야 한다는 원칙은?**

① 포괄성

② 연속성

③ 중심성

④ 개별성

⑤ 구체성

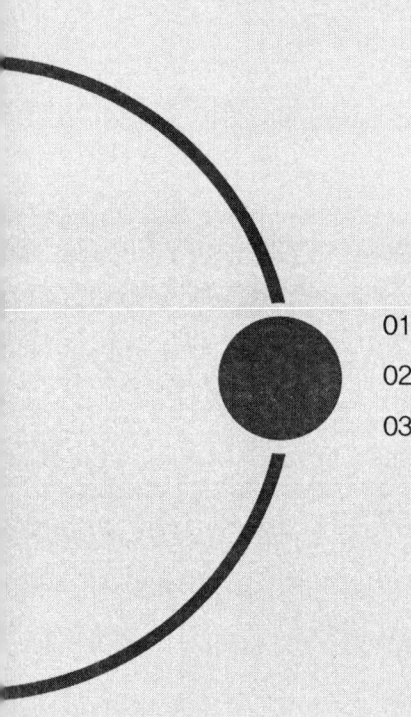

01. 수리논리
02. 추리논리
03. 직무상식

PART

04

제3회 실전모의고사

chapter

01 수리논리

✚ 정답 및 해설 184p

1 8%의 소금물 400g에 물 160g과 소금을 더 넣어 6%의 소금물을 만들려고 한다. 이때 더 넣어야 하는 소금의 양은 몇 g인가?

① 1.7g

② 2.4g

③ 2.9g

④ 3.2g

⑤ 3.5g

2 빵집에서 크루아상 하나는 굽는 데 $1\frac{2}{3}$시간이 소요된다. $9\frac{1}{2}$시간 동안 최대로 만들 수 있는 크루아상은 몇 개인가? (단, 소수점은 절사한다)

① 2개

② 4개

③ 5개

④ 7개

⑤ 9개

3 일의 자리 숫자가 8인 두 자리 자연수에서 십의 자리와 일의 자리 숫자를 바꾸면 원래의 수의 3배보다 2가 작을 때, 이 자연수를 구하면?

① 26
② 28
③ 36
④ 38
⑤ 48

4 부피가 $125cm^3$인 정육면체와 높이가 같은 직육면체가 있다. 이 직육면체의 가로가 $4cm$, 세로가 $3cm$이고, 겉넓이를 Acm^2와 부피를 Bcm^3라고 할 때, $A-B$는?

① 28
② 30
③ 32
④ 34
⑤ 36

5 A조의 인원은 10명, B조의 인원은 9명이다. 두 번의 무작위 추첨으로 대표자를 뽑는다고 할 때, 첫 번째로 A조에서 한 명, 두 번째로 B조에서 한 명이 뽑힐 확률은? (단, 한번 뽑힌 사람은 다시 뽑힐 수 없다)

① $\frac{5}{19}$

② $\frac{6}{19}$

③ $\frac{7}{19}$

④ $\frac{8}{19}$

⑤ $\frac{9}{19}$

6 39살인 아버지의 나이는 5년 후에 아들의 4배가 될 때, 현재의 아들의 나이는?

① 4살

② 5살

③ 6살

④ 7살

⑤ 8살

7 우진, 경선, 진주는 학급비 85,000원을 나누어 일을 처리하려고 한다. 우진이와 경선이는 3:2, 우진이와 진주는 5:3으로 나눌 때, 경선이와 진주가 받은 금액의 차이는?

① 2,000원
② 2,500원
③ 3,000원
④ 3,500원
⑤ 4,000원

8 지민이는 소설책을 사기 위해 매일 일정한 금액을 모으고 있다. 하루에 3,000원씩 모으면 목표 금액보다 14,000원 부족하고, 하루에 4,000원씩 모으면 21,000원이 더 모이게 된다. 지민이가 목표금액을 모으는 데 걸리는 기간은?

① 31일
② 33일
③ 35일
④ 37일
⑤ 39일

9 **유정이는 부업으로 볼펜을 결합하는 일을 하고 있다. 오늘 하루 작업한 양은 3,000개이고, 불량품은 120개였다. 완성된 볼펜 하나당 90원의 보수를 지급 받고, 오늘 보수는 247,200원을 받았다. 불량품의 개수만큼 보수에서 차감될 때, 불량품 한 개당 차감 금액은 얼마인가?**

① 70원
② 80원
③ 90원
④ 100원
⑤ 110원

10 **보람마트에서 여름 이벤트로 아이스크림 1세트를 첫 날 3,000원을 시작으로 매일 500원씩 할인하여 판매하고 있다. 해당 아이스크림의 하루 판매 개수는 10세트로 동일하고, 총 매출이 100,000일 때, 며칠 동안 판매한 것인가?**

① 4일
② 5일
③ 6일
④ 7일
⑤ 8일

▌11 ~ 12▐ 다음은 S시의 시장선거에서 응답자의 종교별 후보지지 설문조사 결과이다. 각 물음에 답하시오.

(단위 : 명)

응답자의 종교 / 후보	불교	개신교	가톨릭	기타	합
A	130	㉠	60	300	( )
B	260	( )	30	350	740
C	( )	㉡	45	300	( )
D	65	40	15	( )	( )
계	650	400	150	1,000	2,200

※ 1) ㈎와 ㈏의 응답자 수는 같음
2) 후보는 4명이며, 복수응답 및 무응답은 없음

11 다음 중 ㉠와 ㉡에 들어갈 수로 알맞은 것은?

① 100
② 110
③ 120
④ 130
⑤ 140

12 다음 중 표에 대한 설명으로 옳은 것은?

① A후보 지지율이 C후보 지지율보다 높다.
② C후보 지지율과 D후보 지지율의 합은 B후보 지지율보다 높다.
③ A후보 지지자 중에는 개신교 신자가 불교 신자보다 많다.
④ 개신교 신자의 A후보 지지율은 가톨릭 신자의 C후보 지지율보다 낮다.
⑤ B후보 지지율이 C후보 지지율보다 낮다.

13 아래는 甲회사가 이번 달 자재를 발주하려는 계획과 단가 정보이다. 각 자재는 담당 팀의 요청 수량만큼 구매해야 하며, 총 예산은 1,500,000원으로 제한된다. 다음 표를 바탕으로 예산 내에서 가능한 최대 자재 수량 조합을 선택하시오. (단, 일부 품목은 예산 초과 시 제외 가능하며, 최소 2종 이상 발주가 필요하다)

자재	단가(1개)	요청 수량	비고
A	45,000	10개	필수
B	65,000	8개	선택 가능
C	30,000	12개	선택 가능
D	50,000	5개	품질 이슈로 지양

① A + B

② A + C

③ A + B + C

④ A + D

⑤ A + C + D

14 **다음은 국가별 연간 CO_2 배출량에 대한 자료이다. 자료에 대한 설명으로 옳은 것은?**

〈표〉 국가별 연간 CO_2 배출량

구분	2022년		2023년		2024년	
	총량($MtCO_2$)	1인당(톤)	총량($MtCO_2$)	1인당(톤)	총량($MtCO_2$)	1인당(톤)
중국	9,200	6.7	9,300	6.8	9,400	6.9
독일	760	9.3	750	9.2	740	9.1
인도	2200	1.7	2,300	1.8	2,400	1.9
러시아	1,700	11.7	1,680	11.5	1,650	11.2
사우디아라비아	620	19.2	640	19.8	660	20.1
한국	580	11.4	590	11.5	600	11.7
미국	5,000	15.4	4,950	15.1	4,900	14.9
일본	1,200	9.6	1,180	9.4	1,150	9.2
이란	700	8.8	710	9.0	720	9.2
인도네시아	500	2.0	510	2.1	520	2.2

※ 1) $MtCO_2$ (메가이산화탄소톤) = 백만 톤(Megatonne = 10^6 톤)

2) $MtCO_2$ 를 탄소톤으로 전환하려면 3.67을 곱한다.

① 2024년 기준, 인도의 인구는 한국의 10배 미만이다.

② 2023년 미국의 CO_2 총배출량은 탄소톤 기준으로 15,000톤을 초과하지 않는다.

③ 2022년도 인구수가 가장 많은 국가는 중국이며, 가장 적은 국가는 사우디아라비아이다.

④ 2022 ~ 2024년 동안 중국의 배출 총량은 매년 증가했지만, 1인당 배출량은 일정하게 유지되었다.

⑤ 2024년 러시아의 총 배출량은 인도네시아보다 약 3배 많지만, 러시아의 1인당 배출량은 인도네시아의 절반에도 못 미친다.

15 다음은 지자체에서 운영하는 교육 프로그램이다. 조건에 따라 A, B, C, D 는 각각 정부 지원을 받아 1개 이상의 프로그램을 신청하려고 할 때, 적절한 것은? (단, 제시한 상황만 고려하며 각각의 프로그램은 대리인이 신청할 수 있다)

프로그램	목적 및 내용	지원 대상
스마트폰 · 키오스크 학습 프로그램	스마트폰 및 키오스크 사용설명, 실습	65세 이상 노인
다문화가정 사회적응 프로그램	• 한국어 교육 • 문화이해 교육 • 일자리 연계	결혼이민자
	• 한국어 교육 • 문화이해 교육 • 진로 및 적성검사	이민 · 다문화가정 아동 · 청소년
경력 단절 여성 취업 캠프	• 자소서 컨설팅 및 면접 특강 • 적성검사 및 직업선호도 테스트 • 적성검사에 따른 직업훈련 • 일자리 연계	혼인 · 임신 · 출산 · 육아 등으로 경력이 단절된 취업 희망 여성
취업준비 프로그램	• 프로필 사진 촬영 지원 • 헤어&메이크업 지원	20세 이상 ~ 35세 미만 취업준비생
심리상담 및 쿠킹클래스	• 정서적 안정과 사회적응을 위한 지속가능한 심리상담 • 건강한 식생활을 위한 요리 수업	18세 이상 ~ 30세 미만 자립 준비 청년
금융사기 예방센터	• 금융사기 예방 • 생활복지	65세 이상 노인
주말 초등돌봄 프로그램	주말 맞벌이 가구의 돌봄 공백 해소	초등학생
금연 클리닉	• 1:1 금연 교육 상담 • 니코틴 의존도 및 일산화탄소 측정 • 금연보조제 제공(단, 상담 후 필요시 제공하며 1회 2주일분 이상 처방 제한 및 6주간 처방)	청소년 및 성인
장애인 스포츠 강좌	• 장애인 체육활동 참여 기회 제공 • 수영, 테니스, 탁구, 요가 택 1	30세 이상 ~ 60세 미만 국내 장애인 등록자
치매예방 운동교실	영양 · 수면, 인지강화 생활습관 관리	치매 진단을 받지 않은 65세 이상 노인

- A(22세) : 자립 준비 청년으로, 현재 취업을 준비하고 있으나 불안정한 미래로 정신건강 고위험군으로 의심된다.
- B(34세) : 취업을 희망하고 있는 경력 단절 여성으로, 허리 수술을 받은 72세 노모를 모시고 있다.
- C(40세) : 초등학생 자녀를 둔 미혼부로 최근 근무 시간이 조정되면서 주말 근무가 늘어나 걱정이 많다. 잦은 흡연과 불규칙한 식습관으로 관리가 필요하다.
- D(18세) : 무릎수술 이후 후유증으로 장애 등급을 판정 받은 57세 아버지와 베트남 출신 어머니와 함께 살고 있는 3인 가족이다.
- E(51세) : 치매 판정을 받은 어머니를 모시고 있으며 경제적 어려움을 겪고 있다.

① A는 최대 3개의 프로그램을 신청할 수 있다.

② B는 취업준비 프로그램과 장애인 스포츠 강좌를 신청할 수 있다.

③ C는 금연 클리닉, 심리상담 및 쿠킹클래스 프로그램을 신청할 수 있다.

④ D는 장애인 스포츠 강좌를 신청할 수 있으며, 어머니와 다문화가정 사회적응 프로그램을 수강할 수 있다.

⑤ E는 최대 1개의 프로그램을 신청할 수 있다.

16 다음 〈표〉는 A은행 ○○지점 직원들의 지난 달 상품 신규 가입 실적 현황을 나타낸 자료이다. 이에 대한 설명 중 옳은 것을 모두 고르면?

〈표〉 A은행 ○○지점 직원별 상품 신규 가입 실적 현황

구분 \ 직원	A	B	C	D	E	F
성별	남	남	여	남	여	남
실적(건)	0	2	6	4	8	10

〈보기〉

㉠ 직원들의 평균 실적은 5건이다.
㉡ 남자면서 실적이 5건 이상인 직원 수는 전체 남자 직원 수의 50% 이상이다.
㉢ 실적이 2건 이상인 남자 직원의 수는 실적이 4건 이상인 여자 직원의 수의 2배 이상이다.
㉣ 여자 직원이거나 실적이 7건 이상인 직원 수는 전체 직원 수의 50% 이상이다.

① ㉠㉡
② ㉠㉢
③ ㉠㉣
④ ㉡㉢
⑤ ㉡㉣

17 다음은 우리나라 특정 지역의 빈곤 가구 중에서 맞춤형 급여를 지원받는 가구의 비율을 나타낸 것이다. 이에 대한 옳은 분석을 모두 고른 것은?

조사 당시 중위 소득은 500만 원이며, 조사한 빈곤 가구의 가구원 수는 모두 동일하다.

〈맞춤형 급여 지원 기준〉

기준(중위 소득 기준)	지원 급여
28% 이하	교육, 주거, 의료, 생계
28% 초과～40% 이하	교육, 주거, 의료
40% 초과～43% 이하	교육, 주거
43% 초과～50% 이하	교육

〈빈곤 가구 중 맞춤형 급여를 지원받는 비율〉

(단위 : %)

빈곤 가구 \ 급여	생계	의료	주거	교육
절대적 빈곤 가구	70	100	100	100
상대적 빈곤 가구	56	80	86	100

※ 1) 절대적 빈곤 가구 : 월 소득이 최저 생계비 미만인 가구
2) 상대적 빈곤 가구 : 월 소득이 중위 소득의 50% 미만인 가구
3) 중위 소득 : 전체 가구를 소득 순으로 나열했을 때 한가운데 위치한 가구의 소득

〈보기〉

㉠ 상대적 빈곤 가구보다 절대적 빈곤 가구가 많다.
㉡ 조사 시점의 최저 생계비는 월 소득 250만 원이다.
㉢ 상대적 빈곤 가구 중 생계, 의료, 주거, 교육 급여를 모두 받는 비율은 56%이다.
㉣ 월 소득이 최저 생계비 미만인 가구 중에서 30%는 월 소득 140만 원을 초과한다.

① ㉠㉡
② ㉠㉣
③ ㉢㉣
④ ㉠㉡㉢
⑤ ㉡㉢㉣

18 다음은 종사자 규모별 사업체 수와 종사자 수에 관한 자료이다. 자료를 올바르게 판단한 의견을 〈보기〉에서 모두 고른 것은?

종사자 규모별	사업체 수				종사자 수			
	2023년	2024년	증감률	기여율	2023년	2024년	증감률	기여율
합계	3,950,192 (100.0)	4,020,477 (100.0)	1.8	100.0	21,259,243 (100.0)	21,591,398 (100.0)	1.6	100.0
1~4인	3,173,203 (80.3)	3,224,683 (80.2)	1.6 (−0.1)	73.2	5,705,551 (26.8)	5,834,290 (27.0)	2.3 (0.2)	38.8
5~99인	758,333 (19.2)	776,922 (19.3)	2.5 (0.1)	26.4	10,211,699 (48.0)	10,281,826 (47.6)	0.7 (−0.4)	21.1
100~299인	14,710 (0.4)	14,846 (0.4)	0.9 (0.0)	0.2	2,292,599 (10.8)	2,318,203 (10.7)	1.1 (−0.1)	7.7
300인 이상	3,946 (0.1)	4,026 (0.1)	2.0 (0.0)	0.1	3,049,394 (14.3)	3,157,079 (14.6)	3.5 (0.3)	32.4

〈보기〉

㉠ "종사자 규모 변동에 따른 사업체 수와 종사자 수의 증감 내역이 연도별로 다르네."
㉡ "기여율은 '구성비'와 같은 개념의 수치로군."
㉢ "사업체 1개당 평균 종사자 수는 사업체 규모가 커질수록 더 많네."
㉣ "2023년보다 종사자 수가 더 적어진 사업체는 없군."

① ㉢㉣
② ㉠㉢
③ ㉡㉣
④ ㉠㉡㉢
⑤ ㉡㉢㉣

19 다음은 甲기업의 5년간 생명보험과 손해보험의 수지 실적에 관한 자료이다. 이에 대한 설명으로 옳은 것은? (단, 소수점 둘째 자리에서 반올림한다)

〈표 1〉 2020 ~ 2024년 생명보험 수지 실적

(단위 : 십억 원)

연도	경과보험료	발생손해액	순사업비
2020년	71,653	45,584	20,667
2021년	77,468	45,511	22,182
2022년	82,640	51,877	23,999
2023년	85,129	57,659	22,714
2024년	86,957	58,213	23,973

〈표 2〉 2020 ~ 2024년 손해보험 수지 실적

(단위 : 십억 원)

연도	경과보험료	발생손해액	순사업비
2020년	31,711	29,732	6,792
2021년	37,479	31,630	7,831
2022년	46,825	35,300	8,500
2023년	46,369	39,145	9,196
2024년	51,247	42,378	10,016

※ 1) 손해율(%) = (총 지출액/경과보험료 × 100)

2) 총 지출액 = (발생손해액 + 순사업비)

① 5년간 생명보험과 손해보험 경과보험료는 모두 매년 증가하고 있다.

② 2021년 생명보험의 손해율은 90%가 넘는다.

③ 2022년 생명보험 발생손해액은 2022년 손해보험 발생손해액의 2배가 넘는다.

④ 생명보험의 손해율이 가장 컸던 해는 2024년이다.

⑤ 손해보험의 손해율이 가장 컸던 해와 적었던 해의 손해율 차이는 20% 미만이다.

20 외국인 공공형 외국인 계절근로제 MOU를 위해 베트남 현지에 파견 직원을 보낼 예정이다. 다음 선발 평가 공고를 보고 파견될 가능성이 높은 지원자를 모두 고르면? (단, 평가 결과, 종합 평점이 90점 이상이면 우선대상자로 선정함)

2026년도 베트남 파견자 선발 평가 공고

1. 심사 항목

가. 전문성 및 업무 경력

나. 현지 적응력

다. 외국어능력

라. 활동계획서

2. 전문성 및 업무 경력 : 전년도 종합 근무평가 결과 및 전년도 기준 업무 경력 평가

종합 근무평가 결과	점수	업무 경력	점수
A+	20	8년 이상	20
A ~ A0	18	8년 미만 ~ 5년 이상	18
B+ ~ B0	16	5년 미만 ~ 3년 이상	16
C+ ~ C	14	3년 미만	14

3. 현지 적응력 : 해외 체류 경험

해외 체류 경험	점수	해외 체류 경험	점수
2년 이상	20	3개월 이상 ~ 1년 미만	8
1년 이상 ~ 2년 미만	15	3개월 미만	2

※ 해외 체류 경험을 확인할 수 있는 서류를 반드시 제출해야 함

4. 외국어 능력 : 영어 능력

외국어 능력	점수	외국어 능력	점수
1등급 : 비즈니스 회화 90점 이상	18	3등급 : 비즈니스 회화 70점 이상	7
2등급 : 비즈니스 회화 80점 이상	15	4등급 : 비즈니스 회화 60점 이상	3

※ 1) 무역영어 자격증 소지자에게 가산점 20점을 부여함

2) 비즈니스 회화 점수가 60점 미만일 경우 부과되는 점수는 없음

5. 활동계획서 : 사업진행에 따른 적합성 및 목표, 세부활동계획서와의 연계성

※ 30점 만점으로 지원자 부서 팀장, 해외법인 팀장이 각각 부여함

지원자	전문성	업무 경력	현지 적응력	외국어능력	활동계획서
유**	A+	8년	17개월	73점	27점
한**	B0	3년	18개월	82점	28점
장**	A+	6년	10개월	85점	25점
서**	C	7년	27개월	67점	26점
박**	B+	2년	23개월	90점	26점
계**	A0	5년	15개월	92점	27점

① 유**, 장**

② 서**, 박**

③ 한**, 박**

④ 한**, 계**

⑤ 유**, 계**

chapter 02

추리논리

✚ 정답 및 해설 189

Ⅰ1 ~ 10Ⅰ 다음 (　)에 들어갈 말로 적절한 것을 고르시오.

1

포유류 : (　) = 파충류 : 이구아나

① 박쥐
② 개구리
③ 펭귄
④ 구렁이
⑤ 쉬리

2

현진건 : 무영탑 = (　) : 역마

① 이범선
② 하근찬
③ 김동리
④ 황순원
⑤ 최인훈

3

마이동풍 : 말 = 당구풍월 : (　)

① 소
② 개
③ 기린
④ 하마
⑤ 당나귀

4

포항 : 과메기 = 영광 : (　)

① 쌀　② 배
③ 전어　④ 굴비
⑤ 녹차

5

브라질 : 리우 카니발 = (　) : 라 토마티나

① 독일　② 타이완
③ 멕시코　④ 프랑스
⑤ 스페인

6

(　) : 고무 = 면 : 밀가루

① 도자기　② 타이어
③ 두부　④ 종이
⑤ 치즈

7

인도 : (　) = 필리핀 : 마닐라

① 뉴델리　② 하노이
③ 싱가포르　④ 예루살렘
⑤ 카이로

8

환희 : 기쁨 = 정구지 : (　　)

① 진지
② 변소
③ 부추
④ 아내
⑤ 부친

9

(　　) : 왕건 = 조선 : 이성계

① 백제
② 신라
③ 고구려
④ 고려
⑤ 발해

10

참 : 거짓 = (　　) : 자식

① 사치
② 아래
③ 여성
④ 가연
⑤ 부모

▌11 ~ 15▐ 다음 중 단어의 관계가 다른 하나를 고르시오.

11
① 음주 : 속쓰림
② 서점 : 책방
③ 전쟁 : 피난
④ 늦잠 : 피로
⑤ 지진 : 붕괴

12
① 신라 : 박혁거세
② 울릉도 : 오징어 축제
③ 함평 : 나비 축제
④ 통영 : 한산대첩 축제
⑤ 제주 : 유채꽃 축제

13
① 밥 : 진지
② 아이 : 어린이
③ 품사 : 조사
④ 낯 : 얼굴
⑤ 아버지 : 부친

14
① 기자 : 취재
② 가수 : 노래
③ 학생 : 공부
④ 검사 : 구형
⑤ 방송 : 시청

15
① 고무 : 타이어
② 치즈 : 우유
③ 흙 : 도자기
④ 고구려 : 평양
⑤ 밀가루 : 면

▌16 ~ 20 ▌ 다음 진술이 참이 되기 위해서 필요한 전제를 보기에서 모두 고르시오.

16

명지는 현명한 사람이다.

〈보기〉

㉠ 명지는 업무를 미리 준비하는 사람이다.
㉡ 명지는 화를 내지 않는 사람이다.
㉢ 명지는 임기응변이 좋은 사람이다.
㉣ 업무를 미리 준비하는 사람은 현명한 사람이다.
㉤ 매일 운동을 하는 사람은 신뢰할 수 있는 사람이다.
㉥ 임기응변이 좋은 사람은 순발력이 좋은 사람이다.

① ㉠㉣
② ㉠㉤
③ ㉡㉣
④ ㉡㉤
⑤ ㉢㉣

17

농부는 행복한 사람이다.

〈보기〉

㉠ 농부는 매사에 감사하는 사람이다.
㉡ 농부는 매사에 만족할 줄 아는 사람이다.
㉢ 농부는 자급자족할 줄 아는 사람이다.
㉣ 매사에 만족할 줄 아는 사람은 행복한 사람이다.
㉤ 매사에 감사하며 사는 사람은 성공할 수 있는 사람이다.
㉥ 행복한 사람은 성공할 수 있는 사람이다.

① ㉠㉣
② ㉠㉤
③ ㉡㉣
④ ㉡㉤
⑤ ㉢㉣

18

> 대표자는 직원들을 이끌 수 있는 사람이다.

〈보기〉

㉠ 대표자는 적극적으로 참여하는 사람이다.
㉡ 대표자는 상식이 풍부한 사람이다.
㉢ 대표자는 실패를 맛 본 사람이다.
㉣ 상식이 풍부한 사람 생각의 깊이가 다른 사람이다.
㉤ 적극적으로 참여하는 사람은 직원들을 이끌 수 있는 사람이다.
㉥ 실패를 맛 본 사람은 독서를 즐겨하는 사람이다.

① ㉠㉣
② ㉠㉤
③ ㉡㉣
④ ㉡㉤
⑤ ㉢㉣

19

> 노력하는 사람은 성공할 수 있는 사람이다.

〈보기〉

㉠ 노력하는 사람은 잠재력을 믿는 사람이다.
㉡ 노력하는 사람은 도전하는 사람이다.
㉢ 노력하는 사람은 불만이 없는 사람이다.
㉣ 불만이 없는 사람은 감사할 줄 아는 사람이다.
㉤ 도전하는 사람은 성공할 수 있는 사람이다.
㉥ 잠재력을 믿는 사람은 긍정적인 사람이다.

① ㉠㉣
② ㉠㉤
③ ㉡㉣
④ ㉡㉤
⑤ ㉢㉣

❙ 20 ~ 25 ❙ 다음의 말이 전부 참일 때 항상 참인 것을 고르시오.

20

> • 고양이를 좋아하는 모든 사람은 야근을 싫어한다.
> • 야근을 싫어하는 사람은 프리랜서를 선호한다.
> • 프리랜서를 선호하는 사람은 직장을 그만둔 적이 있다.

① 직장을 그만둔 적 없는 사람은 프리랜서를 선호하지 않는다.

② 프리랜서를 선호하지 않는 사람은 야근을 싫어하지 않는다.

③ 고양이를 좋아하는 사람은 직장을 그만둔 적이 있다.

④ 고양이를 좋아하지 않는 사람은 직장을 그만둔 적이 없다.

⑤ 야근을 싫어하지 않는 사람은 고양이를 좋아하지 않는다.

21

> • 사과를 먹은 사람은 딸기를 먹은 사람이다.
> • 수박을 먹은 사람은 딸기를 먹지 않은 사람이다.
> • 수박을 먹지 않은 사람은 참외를 먹지 않은 사람이다.

① 사과를 먹은 사람은 참외를 먹은 사람이다.

② 사과를 먹은 사람은 수박을 먹지 않은 사람이다.

③ 딸기를 먹은 사람은 사과를 먹은 사람이다.

④ 딸기를 먹은 사람은 참외를 먹은 사람이다.

⑤ 수박을 먹은 사람은 참외를 먹지 않은 사람이다.

22

- 김치찌개를 좋아하는 사람은 미역국을 싫어하는 사람이다.
- 된장국을 싫어하는 사람은 김치찌개를 좋아하는 사람이다.
- 매운탕을 싫어하는 사람은 된장국을 싫어하는 사람이다.

① 미역국을 좋아하는 사람은 매운탕을 좋아하는 사람이다.

② 미역국을 좋아하는 사람은 된장국을 싫어하는 사람이다.

③ 김치찌개를 싫어하는 사람은 된장국을 싫어하는 사람이다.

④ 김치찌개를 싫어하는 사람은 매운탕을 싫어하는 사람이다.

⑤ 된장국을 싫어하는 사람은 매운탕을 좋아하는 사람이다.

23

- 화요일에 수업이 있으면 월요일에 수업이 없다.
- 화요일에 수업이 없으면 수요일에 수업이 있다.
- 목요일에 수업이 없으면 수요일에 수업이 없다.
- 목요일에 수업이 있으면 금요일에 수업이 있다.

① 월요일에 수업이 있으면 수요일에 수업이 없다.

② 화요일에 수업이 없으면 목요일에 수업이 없다.

③ 수요일에 수업이 있으면 금요일에 수업이 있다.

④ 목요일에 수업이 있으면 금요일에 수업이 없다.

⑤ 금요일에 수업이 있으면 월요일에 수업이 있다.

24

- 테니스를 잘하면 배드민턴을 잘한다.
- 탁구를 잘하면 배드민턴을 못한다.
- 배구를 못하면 탁구를 잘한다.
- 축구를 잘하면 배구를 못한다.
- 축구를 못하면 야구를 잘한다.

① 축구를 못하면 야구를 못한다.
② 배구를 잘하면 탁구를 못한다.
③ 탁구를 못하면 야구를 못한다.
④ 배드민턴을 잘하면 축구를 잘한다.
⑤ 테니스를 잘하면 축구를 못한다.

25

- 소고기를 구매하지 않으면 돼지고기를 구매한다.
- 양고기를 구매하면 소고기를 구매하지 않는다.
- 양고기를 구매하지 않으면 닭고기를 구매한다.
- 닭고기를 구매하면 오리고기를 구매한다.

① 돼지고기를 구매하지 않으면 닭고기를 구매하지 않는다.
② 소고기를 구매하면 오리고기를 구매하지 않는다.
③ 양고기를 구매하지 않으면 오리고기를 구매하지 않는다.
④ 소고기를 구매하면 닭고기를 구매한다.
⑤ 오리고기를 구매하면 소고기를 구매하지 않는다.

▌26 ~ 30 ▌ 다음 빈칸에 들어갈 알맞은 문자를 고르시오.

26

D C E B F ( ) G

① B
② A
③ D
④ C
⑤ E

27

C T E R G P I N ( ) L

① I ② J
③ K ④ L
⑤ M

28

B C F K ( )

① R ② Q
③ P ④ O
⑤ N

29

H J K M ( ) P Q S T

① K ② L
③ M ④ N
⑤ O

30

A F H G ( ) C K C A

① A ② B
③ C ④ D
⑤ E

chapter 03

직무상식

✚ 정답 및 해설 195p

1 **양치질을 할 경우 입안의 물이 입가로 흘러내리고 입술에 힘이 없어 발음을 제대로 못 하는 뇌손상 환자를 사정한 결과 관련된 뇌신경은?**

① 제2뇌신경
② 제3뇌신경
③ 제5뇌신경
④ 제7뇌신경
⑤ 제9뇌신경

2 **협심증 시 나타나는 가슴 통증에 대한 설명으로 옳은 것은?**

① 니트로글리세린을 복용하면 증상이 완화된다.
② 가슴 통증의 강도가 강하고 30분 이상 지속된다.
③ 휴식해도 증상이 완화되지 않는다.
④ 통증의 발생 부위는 흉부 중앙 부위이다.
⑤ 가슴 통증이 턱으로 방사된다.

3 **다음 중 만성통증일 경우 나타나는 반응으로 옳지 않은 것은?**

① 혈압 및 맥박 정상
② 탈진 및 무기력
③ 동공 이완
④ 정상 호흡
⑤ 우울 및 피로

4 결장루 환자의 피부 간호에 대한 내용으로 옳지 않은 것은?

① 장루주위 피부는 비누와 물로 청결하게 닦는다.

② 주머니가 반 정도 찼을 때 비우도록 한다.

③ 주머니는 일주일에 2회 혹은 누출물이 생길 때마다 교환해야 한다.

④ 피부 보호판은 장루보다 약 2 ~ 3mm 크게 절단한다.

⑤ 장루의 색이 붉으면 정상이 아님을 설명한다.

5 파킨슨병의 증상으로 옳지 않은 것은?

① 손끝으로 환약을 굴리는 것 같은 움직임이 나타난다.

② 점차 보폭이 감소하고 속도가 느려진다.

③ 휴식 시 진전 증상이 사라지고, 손이나 다리를 쓰거나 움직일 때 진전이 나타난다.

④ 눈 깜박임 횟수가 정상보다 감소하고, 무표정한 얼굴을 보인다.

⑤ 상체를 구부린 상태로 발을 질질 끌면서 걷는다.

6 결핵균 감염 여부를 위한 투베르쿨린 반응검사에 대한 설명으로 옳지 않은 것은?

① 투베르쿨린액 0.1mL를 전박 내측에 피내주사한다.

② 피내주사 후 48~72시간 후에 판독한다.

③ 양성 반응은 항산균 항체가 있다는 것을 의미한다.

④ 경결의 직경이 10mm 이상이면 음성이다.

⑤ 투베르쿨린 반응검사로는 활동성 결핵을 확진할 수 없다.

7　좌심부전 환자의 심박출량 감소를 확인할 수 있는 사정결과는?

① 소변량 감소

② 중심정맥압 상승

③ 우상복부 압통

④ 경정맥 확장

⑤ 간비대

8　0.8mg을 mcg으로 변환한 것은?

① 80

② 800

③ 8,000

④ 80,000

⑤ 800,000

9　초경에 대한 교육내용으로 옳은 것은?

① “월경의 양이 규칙적입니다.”

② “대부분 바로 배란이 시작됩니다.”

③ “초경은 성 성숙도를 나타냅니다.”

④ “보통 14세 이후에 초경이 시작됩니다.“

⑤ “초경 후 6개월부터 정상 월경 주기를 가지게 됩니다.”

10　아동에게 나타나는 세균성 심내막염의 설명으로 옳지 않은 것은?

① 심초음파로 확진한다.
② 가장 흔한 원인균은 황색포도상 구균과 녹색연쇄상구균이다.
③ 적어도 2 ~ 8주 동안 정맥으로 고용량의 적합한 항생제를 투여한다.
④ Duke criteria는 세균성 심내막염의 진단 지침이다.
⑤ 최근의 심장수술, 판막이상을 동반한 류마티스 심질환 아동에서 잘 발생한다.

11　구순열 또는 구개열이 나타나는 신생아의 수술 후 간호로 옳은 것은?

① 흡인 방지를 위해 분비물 흡인을 자주 시행한다.
② 빨대를 사용하도록 한다.
③ 구순열 수술 시에는 엎드려 눕도록 한다.
④ 구개열 수술 시에는 앙와위를 취하도록 한다.
⑤ 노리개 젖꼭지는 사용하지 않는다.

12　부상도 없고 건강 문제가 없는 11세 아동이 저녁만 되면 무릎이 아프다고 호소할 때 가정에서 시행할 수 있는 적절한 간호중재는?

① 항생제를 투여한다.
② 냉찜질을 적용한다.
③ 가벼운 마사지를 해준다.
④ 통증 부위에 부목을 대준다.
⑤ 푹신푹신한 신발을 신게 한다.

13 **Triaxone 1g을 0.9% N/S 100mL에 mix하여 2시간 동안 주입되려면 시간당 몇 cc를 주어야 하는가?**

① 25
② 50
③ 75
④ 100
⑤ 125

14 **보건 교육의 일반적인 원리로 옳지 않은 것은?**

① 건강에 대한 지식, 태도, 행위를 올바른 방향으로 변화시키는 것이 목적이다.
② 계획을 세우기 위해 명확한 목표설정이 필요하다.
③ 기본적인 지식이나 기능을 전달하기 위한 것이다.
④ 교육대상 및 교육대상이 속한 조직의 요구와 동기를 알아야 한다.
⑤ 연령, 교육 수준, 경제 수준에 맞게 실시하여야 한다.

15 **A군 인격 장애 중 분열형 인격 장애의 진단기준으로 옳은 것은?**

① 타인의 칭찬이나 비평에 무관심해 보인다.
② 자신의 성격이나 명성이 공격당했다고 느끼면 즉시 화를 내거나 반격한다.
③ 원한을 오랫동안 풀지 않는다.
④ 거만하고 방자한 행동과 태도를 보인다.
⑤ 괴이한 사고와 언어를 보인다.

16 **우울증의 증상 중 정서적 행동 특성에 관한 것으로 옳은 것은?**

① 무가치감
② 자기비난
③ 흥미와 동기 상실
④ 식욕부진
⑤ 수면장애

17 **0.9% N/S 1L를 24시간 동안 주입해야 할 때 주입속도를 구하시오.(단, 소수점 첫째 자리에서 반올림 한다)**

① 12
② 13
③ 14
④ 15
⑤ 16

18 **멸균법 중 아포를 포함한 모든 미생물을 파괴시키는 물리적인 방법으로, 관리 방법이 편리하고 독성이 없고 경제적이나, 열에 약한 제품(플라스틱, 고무) 등에는 적합하지 않은 멸균법은?**

① 고압증기멸균
② 방사선멸균
③ E.O.가스멸균
④ 건열멸균
⑤ 과산화수소가스 플라즈마멸균

19 REM수면의 특징은?

① 근긴장이 증가한다.

② 몽유병, 야뇨증이 나타난다.

③ 성장 호르몬이 최대로 분비된다.

④ 전체 수면의 40 ~ 50%를 차지한다.

⑤ 안구 운동 및 뇌파운동이 활발해진다.

20 신체역학의 원리 중 옳지 않은 것은?

① 중력중심이 높을수록 안정성이 높아진다.

② 기저 면이 넓을수록 안정성이 높아진다.

③ 움직이는 물체와 표면 사이의 마찰이 감소하면 물체를 움직이는 힘이 적게 든다.

④ 물체를 들 때 무릎을 굽히고 가능하면 물체 가까이에 선다.

⑤ 동작 방향을 향해 서면 신체의 뒤틀림을 방지할 수 있다.

21 피부 질환이 있는 아동이 자꾸 몸을 긁으려고 할 때 사용할 억제대는?

① 장갑 억제대

② 재킷 억제대

③ 벨트 억제대

④ 사지 억제대

⑤ 팔꿈치 억제대

22 **질 향상 분석도구 중 문제를 일으킬 수 있는 모든 가능한 요인을 찾아내고 규명하여 문제의 원인을 더 자세하게 파악할 수 있도록 하는 도구로 뼈 그림이라고도 하는 것은?**

① 인과관계도
② 런 차트
③ 파레토 차트
④ 흐름도
⑤ 히스토그램

23 **다음의 지역 인구통계자료를 바탕으로 산출한 노년부양비는?**

- 0 ~ 14세 인구 : 3,000명
- 15~ 64세 인구 : 12,000명
- 65세 이상 인구 : 6,000명

① 50
② 75
③ 90
④ 110
⑤ 200

24 **H/S 2L를 24시간 동안 주입하려 할 때 1방울 점적 시 소요시간은? (단, 소수점 첫째 자리에서 반올림한다)**

① 1
② 2
③ 3
④ 4
⑤ 5

25 Dopamine 800mg을 5% DW 500mL에 mix해서 4mcg/kg/min으로 주입하려면 infusion pump에 몇 cc/hr로 설정해야 하는가? (단, 환자의 체중 = 70kg)

① 8.5
② 9.5
③ 10.5
④ 11.5
⑤ 12.5

26 세계보건기구(WHO)가 제시한 일차보건의료의 필수요소는?

① 수용가능성, 상호협조성, 특수성, 전문성
② 수용가능성, 상호협조성, 주민참여, 효율성
③ 수용가능성, 지불부담능력, 주민참여, 접근성
④ 질병예방관리, 위생교육, 특수성, 전문성
⑤ 질병예방관리, 면역수준증가, 지불부담능력, 접근성

27 가정 간호사가 가족을 사정하기 위해 가정방문을 하였을 때 가장 우선적으로 해야 하는 일은?

① 대상자 건강문제 예측
② 상호관계 수립 및 신뢰 형성
③ 방문 내용 및 추후 계획 등 기록
④ 대상자의 수행과정 모니터링
⑤ 구체적인 간호 계획 수립

28 대상자가 의미 없는 단어나 짧은 문장을 반복할 때 의심되는 언어장애는?

① 다변증
② 음속증
③ 언어압박
④ 반향언어
⑤ 신어조작증

29 임신 시 호흡기계 변화로 옳은 것은?

① 횡격막 상승
② 흉곽둘레 감소
③ 폐활량 감소
④ 산소 요구량 감소
⑤ 호흡수 상승

30 혈압이 실제보다 높게 측정되는 경우는?

① 밸브를 너무 빨리 풀 때
② 팔 위치가 심장 위치보다 낮을 때
③ 충분한 공기를 주입하지 않았을 때
④ 커프 넓이가 팔 둘레보다 너무 넓을 때
⑤ 수은 기둥이 눈 위치보다 아래에 있을 때

01. 면접 준비

02. 삼성병원 면접기출

PART 05

면접

chapter

01 면접 준비

✚ 면접의 개요 유형 요령을 알아보세요.

1 면접의 개요

① **면접의 의미** : 다양한 면접기법을 활용하여 지원한 직무에 필요한 능력을 지원자가 보유하고 있는지를 확인하는 절차라고 할 수 있다. 즉, 지원자의 입장에서는 채용 직무수행에 필요한 요건들과 관련하여 자신의 환경, 경험, 관심사, 성취 등에 대해 병원에 직접 어필할 수 있는 기회를 제공받는 것이며, 병원의 입장에서는 서류전형만으로 알 수 없는 지원자에 대한 정보를 직접적으로 수집하고 평가하는 것이다.

[서류 · 필기전형과 차별화되는 면접의 특징]

- 직무수행과 관련된 다양한 지원자 행동에 대한 관찰이 가능하다.
- 면접관이 알고자 하는 정보를 심층적으로 파악할 수 있다.
- 서류상의 미비한 사항과 의심스러운 부분을 확인할 수 있다.
- 커뮤니케이션 능력, 대인관계 능력 등 행동 · 언어적 정보도 얻을 수 있다.

② 면접의 유형

㉠ **구조화 면접** : 구조화 면접은 사전에 계획을 세워 질문의 내용과 방법, 지원자의 답변 유형에 따른 추가 질문과 그에 대한 평가 역량이 정해져 있는 면접 방식으로 표준화 면접이라고도 한다.

- 표준화된 질문이나 평가요소가 면접 전 확정되며, 지원자는 편성된 조나 면접관에 영향을 받지 않고 동일한 질문과 시간을 부여받을 수 있다.
- 직무별 주요하게 도출된 역량을 기반으로 평가요소가 구성되며 조직 또는 직무에서 필요한 역량을 가진 지원자를 선발할 수 있다.
- 표준화된 형식을 사용하는 특성 때문에 비구조화 면접에 비해 신뢰성과 타당성, 객관성이 높다.

㉡ **비구조화 면접** : 비구조화 면접은 면접 계획을 세울 때 면접 목적만을 명시하고 내용이나 방법은 면접관에게 전적으로 일임하는 방식으로 비표준화 면접이라고도 한다.

- 표준화된 질문이나 평가요소 없이 면접이 진행되며, 편성된 조나 면접관에 따라 지원자에게 주어지는 질문이나 시간이 다르다.
- 면접관의 주관적인 판단에 따라 평가가 이루어져 평가 오류가 빈번하게 일어난다.

③ 경쟁력 있는 면접 요령

㉠ 면접 전에 준비하고 유념할 사항

- 예상 질문과 답변을 미리 작성한다.
- 작성한 내용을 문장으로 외우지 않고 키워드로 기억한다.
- 지원한 병원의 최근 기사를 검색하여 기억한다.
- 면접 전 1주일간 이슈가 되는 뉴스를 기억하고 자신의 생각을 반영하여 정리한다.

㉡ 면접장에서 유념할 사항

- 질문의 의도 파악하기

답변을 할 때에는 질문 의도를 파악하고 그에 충실한 답변이 될 수 있도록 질문사항을 유념해야 한다. 많은 지원자가 하는 실수 중 하나로 답변을 하는 도중 자기 말에 심취되어 질문의 의도와 다른 답변을 하거나 자신이 알고 있는 지식만을 나열하는 경우가 있는데, 이럴 경우 의사소통능력이 부족한 사람으로 인식될 수 있으므로 주의하도록 한다.

- 두괄식으로 답변하기

답변을 할 때에는 두괄식으로 결론을 먼저 말하고 그 이유를 설명하는 것이 좋다. 미괄식으로 답변을 할 경우 용두사미의 답변이 될 가능성이 높으며, 결론을 이끌어 내는 과정에서 논리성이 결여될 우려가 있다. 또한 면접관이 결론을 듣기 전에 말을 끊고 다른 질문을 추가하는 예상치 못한 상황이 발생될 수 있으므로 답변은 자신이 전달하고자 하는 바를 먼저 밝히고 그에 대한 설명을 하는 것이 좋다.

- 지원한 병원의 미션 · 비전과 인재상 기억하기

답변을 할 때에는 병원이 원하는 인재라는 인상을 심어주기 위해 지원한 병원의 미션 · 비전과 인재상 등을 염두에 두고 답변을 하는 것이 좋다. 모든 병원에 해당되는 두루뭉술한 답변보다는 지원한 병원에 맞는 맞춤형 답변을 하는 것이 좋다.

- 나보다는 병원과 사회적 관점에서 답변하기

답변을 할 때에는 자기중심적인 관점을 피하고 좀 더 넓은 시각으로 병원과 사회적 입장까지 고려하는 인재임을 어필하는 것이 좋다.

2 면접의 종류 및 준비 전략

① 인성면접

㉠ **면접 방식** : 인성면접은 면접관이 가지고 있는 개인적 면접 노하우나 관심사에 의해 질문을 실시한다. 주로 입사지원서나 자기소개서의 내용을 토대로 지원동기, 과거의 경험, 미래 포부 등을 이야기하도록 하는 방식이다.

㉡ **판단기준** : 면접관의 개인적 가치관과 경험, 해당 역량의 수준, 경험의 구체성 · 진실성 등

㉢ **특징** : 인성면접은 그 방식으로 인해 역량과 무관한 질문들이 많고 지원자에게 주어지는 면접질문, 시간 등이 다를 수 있다. 또한 입사지원서나 자기소개서의 내용을 토대로 하기 때문에 지원자별 질문이 달라질 수 있다.

㉣ 예시 문항

- 1분 동안 자기소개를 해보십시오.
- 자신의 장점과 단점을 말해보십시오.
- 병원을 선택할 때 중요시하는 것은 무엇입니까?
- 일과 개인생활 중 어느 쪽을 중시합니까?
- 10년 후 자신은 어떤 모습일 것이라고 생각합니까?

㉤ **준비전략** : 인성면접은 입사지원서나 자기소개서의 내용을 바탕으로 하는 경우가 많으므로 자신이 작성한 입사지원서와 자기소개서의 내용을 충분히 숙지하도록 한다. 또한 최근 사회적으로 이슈가 되고 있는 뉴스에 대한 견해를 묻거나 의료계 이슈 등에 대한 질문을 받을 수 있으므로 이에 대한 대비도 필요하다. 자칫 부담스러워 보이지 않는 질문으로 가볍게 대답하지 않도록 주의하고 모든 질문에 입사의지를 담아 성실하게 답변하는 것이 중요하다.

② 토론면접

㉠ **면접 방식** : 상호갈등적 요소를 가진 과제 또는 공통의 과제를 해결하는 내용의 토론 과제를 제시하고, 그 과정에서 개인 간의 상호작용 행동을 관찰하는 방식으로 면접이 진행된다.

㉡ **판단기준** : 팀워크, 적극성, 갈등 조정, 의사소통능력, 문제해결능력 등

㉢ **특징** : 토론을 통해 도출해 낸 최종안의 타당성도 중요하지만, 결론을 도출해 내는 과정에서의 의사소통능력이나 갈등상황에서 의견을 조정하는 능력 등이 중요하게 평가되는 특징이 있다.

㉣ 예시 문항

- 간호사의 병동 내 브이로그 촬영 찬반 토론
- 간호사의 감정노동 보호법 개정 찬반 토론
- 간호사의 초과근무수당 법제화 찬반 토론

㉤ 준비전략 : 토론면접은 무엇보다 팀워크와 적극성이 강조된다. 따라서 토론과정에 적극적으로 참여하며 자신의 의사를 분명하게 전달하며, 갈등상황에서 자신의 의견만 내세울 것이 아니라 다른 지원자의 의견을 경청하고 배려하는 모습도 중요하다. 갈등상황을 일목요연하게 정리하여 조정하는 등의 의사소통 능력을 발휘하는 것도 좋은 전략이 될 수 있다.

③ 상황면접

㉠ 면접 방식 : 상황면접은 직무 수행 시 접할 수 있는 상황들을 제시하고, 그러한 상황에서 어떻게 행동할 것인지를 이야기하는 방식으로 진행된다.

㉡ 판단기준 : 해당 상황에 적절한 역량의 구현과 구체적 행동지표

㉢ 특징 : 실제 직무 수행 시 접할 수 있는 상황들을 제시하므로 입사 이후 지원자의 업무수행능력을 평가하는 데 적절한 면접 방식이다. 또한 지원자의 가치관, 태도, 사고방식 등의 요소를 통합적으로 평가하는 데 용이하다.

㉣ 예시 문항

- 호흡곤란을 호소하는 환자와 콜 벨이 울리는 상황이 동시에 벌어진다면 어떻게 대처할 것인가?
- 입원 환자의 보호자가 지속적으로 개인적인 심부름을 부탁할 때 어떻게 할 것인가?
- 감염병 의심 환자에 대한 보호장구 착용 지침이 모호하게 전달된 상황에서, 선배 간호사는 "괜찮다"며 간단히 처리하라고 하는데, 어떻게 할 것인가?
- 야간 근무 중 담당 환자의 상태가 급격히 악화되었으나 당직 의사와 연락이 닿지 않을 때 어떻게 대처할 것인가?

㉤ 준비전략 : 상황면접은 먼저 주어진 상황에서 핵심이 되는 문제가 무엇인지를 파악하는 것에서 시작한다. 주질문과 세부질문을 통하여 질문의 의도를 파악하였다면, 그에 대한 구체적인 행동이나 생각 등에 대해 응답할수록 높은 점수를 얻을 수 있다.

3 면접 이미지 메이킹

① **복장** : 대부분의 양복과 같은 면접 복장을 정해주지 않는다. 삼성병원의 경우에도 자율 복장으로 깔끔하게 준비하면 된다.

② 헤어스타일

㉠ **남성의 경우** : 장발이어도 청결함과 깔끔함을 강조할 수 있는 머리스타일을 만든다. 눈과 이마가 드러나도록 앞머리를 왁스나 스프레이 등 활용하여 정리한다. 염색은 자연스러운 갈색 외에는 피하는 것이 좋다.

㉡ **여성의 경우** : 자연스럽고 단정한 모양의 머리스타일을 한다. 웨이브가 심한 머리나 밝은 계열의 염색은 비하는 것이 좋다. 긴 머리의 경우 머리 망을 하거나 반 묶음하여 머리가 흘러내리지 않도록 깔끔하게 준비한다. 너무 크거나 화려한 액세서리는 불쾌감을 초래할 수 있으므로 주의한다. 진한 화장은 인상이 강해 보일 수 있으므로 자연스럽고 밝은 톤의 화장을 하는 것이 좋다.

③ 인사

㉠ **인사의 의미** : 인사는 예의범절의 기본이며 상대방의 마음을 여는 기본적인 행동이라고 할 수 있다. 인사는 처음 만나는 면접관에게 호감을 살 수 있는 가장 쉬운 방법이 될 수 있기도 하지만 제대로 예의를 지키지 않으면 지원자의 인성 전반에 대한 평가로 이어질 수 있으므로 각별히 주의해야 한다.

㉡ 인사의 핵심 포인트

- **인사말** : 인사말을 할 때에는 밝고 친근감 있는 목소리로 하며, 자신의 이름과 수험번호 등을 간략하게 소개한다.
- **시선** : 인사는 상대방의 눈을 보며 하는 것이 중요하며 너무 빤히 쳐다본다는 느낌이 들지 않도록 주의한다.
- **표정** : 인사는 마음에서 우러나오는 존경이나 반가움을 표현하고 예의를 차리는 것이므로 살짝 미소를 지으며 하는 것이 좋다.
- **자세** : 인사를 할 때에는 가볍게 목만 숙인다거나 흐트러진 상태에서 인사를 하지 않도록 주의하며 절도 있고 확실하게 하는 것이 좋다.

④ 시선처리와 표정, 목소리

㉠ 시선처리와 표정 : 표정은 면접에서 지원자의 첫인상을 결정하는 중요한 요소이다. 호감이 가는 인상의 특징은 부드러운 눈썹, 자연스러운 미간, 적당히 볼록한 광대, 올라간 입 꼬리 등으로 가볍게 미소를 지을 때의 표정과 일치한다. 따라서 면접 중에는 밝은 표정으로 미소를 지어 호감을 형성할 수 있도록 한다. 시선은 면접관과 고르게 맞추되 생기 있는 눈빛을 띄도록 하며, 너무 빤히 쳐다본다는 인상을 주지 않도록 한다.

㉡ 목소리 : 면접은 주로 면접관과 지원자의 대화로 이루어지므로 목소리가 미치는 영향이 상당하다. 답변을 할 때에는 부드러우면서도 활기차고 생동감 있는 목소리로 하는 것이 면접관에게 호감을 줄 수 있으며 적당한 제스처가 더해진다면 상승효과를 얻을 수 있다. 그러나 적절한 답변을 하였음에도 불구하고 콧소리나 날카로운 목소리, 자신감 없는 작은 목소리는 답변의 신뢰성을 떨어뜨릴 수 있으므로 주의하도록 한다.

⑤ 자세

㉠ 걷는 자세

- 면접장에 입실할 때에는 상체를 곧게 유지하고 발끝은 평행이 되게 하며 무릎을 스치듯 11자로 걷는다.
- 시선은 정면을 향하고 턱은 가볍게 당기며 어깨나 엉덩이가 흔들리지 않도록 주의한다.
- 발바닥 전체가 닿는 느낌으로 안정감 있게 걸으며 발소리가 나지 않도록 주의한다.
- 보폭은 어깨넓이만큼이 적당하지만, 스커트를 착용했을 경우 보폭을 줄인다.

㉡ 서있는 자세

- 몸 전체를 곧게 펴고 가슴을 자연스럽게 내민 후 등과 어깨에 힘을 주지 않는다.
- 정면을 바라본 상태에서 턱을 약간 당기고 아랫배에 힘을 주어 당기며 바르게 선다.
- 양 무릎과 발뒤꿈치는 붙이고 발끝은 11자 또는 V형을 취한다.
- 남성의 경우 팔을 자연스럽게 내리고 양손을 가볍게 쥐어 바지 옆선에 붙이고, 여성의 경우 공수자세를 유지한다.

㉢ 앉은 자세

- 의자 깊숙이 앉고 등받이와 등 사이에 주먹 1개 정도의 간격을 두며 기대듯 앉지 않도록 주의한다.
- 시선은 정면을 바라보며 턱은 당기고 미소를 짓는다.
- 양손을 가볍게 주먹을 쥐고 무릎 위에 올려둔다.
- 앉고 일어날 땡에는 자세가 흐트러지지 않도록 주의한다.

4 면접 예절

① 행동 관련 예절

㉠ **지각은 절대금물** : 시간을 지키는 것은 예절의 기본이다. 지각을 할 경우 면접에 응시할 수 없거나, 면접 기회가 주어지더라도 불이익을 받을 가능성이 높아진다. 따라서 면접장소가 결정되면 교통편과 소요시간을 확인하고 가능하다면 사전에 미리 방문해보는 것도 좋다. 면접 당일에는 서둘러 출발하여 면접 시간 20~30분 전에 도착하여 병원을 둘러보고 환경에 익숙해지는 것도 성공적인 면접을 위한 요령이 될 수 있다.

㉡ **면접 대기 시간** : 지원자들은 대부분 면접장에서의 행동과 답변 등으로만 평가를 받는다고 생각하지만 그렇지 않다. 면접관이 아닌 면접진행자 역시 대부분 인사실무자이며 면접관이 면접 후 지원자에 대한 평가에 있어 확신을 위해 면접진행자의 의견을 구한다면 면접진행자의 의견이 당락에 영향을 줄 수 있다. 따라서 면접 대기 시간에도 행동과 말을 조심해야 하며, 면접을 마치고 돌아가는 순간까지도 긴장을 늦춰서는 안 된다. 면접 중 압박적인 질문에 답변을 잘 했지만, 면접장을 나와 흐트러진 모습을 보이거나 욕설을 한다면 면접 탈락의 요인이 될 수 있으므로 주의해야 한다.

㉢ **입실 후 태도** : 본인의 차례가 되어 호명되면 또렷하게 대답하고 들어간다. 만약 면접장 문이 닫혀 있다면 상대에게 소리가 들릴 수 있을 정도로 노크를 두세 번 한 후 대답을 듣고 나서 들어가야 한다. 문을 여닫을 때에는 소리가 나지 않게 조용히 하며 공손한 자세로 인사한 후 성명과 수험번호를 말하고 면접관의 지시에 따라 자리에 앉는다. 이 경우 착석하라는 말이 없는데 먼저 의자에 앉으면 무례한 사람으로 보일 수 있으므로 주의한다. 의자에 앉을 때에는 끝에 앉지 말고 무릎 위에 양손을 가지런히 얹는 것이 예절이라고 할 수 있다.

㉣ **옷매무새를 자주 고치지 말라** : 일부 지원자의 경우 옷매무새 또는 헤어스타일을 자주 고치거나 확인하기도 하는데 이러한 모습은 과도하게 긴장한 것 같아 보이거나 면접에 집중하지 못하는 것으로 보일 수 있다.

㉤ **다리를 떨거나 산만한 시선은 면접 탈락의 지름길** : 자신도 모르게 다리를 떨거나 손가락을 만지는 등의 행동을 하는 지원자가 있는데, 이는 면접관의 주의를 끌 뿐만 아니라 불안하고 산만한 사람이라는 느낌을 주게 된다. 따라서 가능한 한 바른 자세로 앉아 있는 것이 좋다. 또한 면접관과 시선을 맞추지 못하고 여기저기 둘러보는 듯한 산만한 시선은 지원자가 거짓말을 하고 있다고 여겨지거나 신뢰할 수 없는 사람이라고 생각될 수 있다.

② 답변 관련 예절

㉠ **면접관이나 다른 지원자와 가치 논쟁을 하지 않는다 :** 질문을 받고 답변하는 과정에서 면접관 또는 다른 지원자의 의견과 다른 의견이 있을 수 있다. 특히 평소 지원자가 관심이 많은 문제이거나 잘 알고 있는 문제인 경우 자신과 다른 의견에 대해 이의가 있을 수 있다. 하지만 주의할 것은 면접에서 면접관이나 다른 지원자와 가치 논쟁을 할 필요는 없다는 것이며 오히려 불이익을 당할 수도 있다. 정답이 정해져 있지 않은 경우에는 가치관이나 성장배경에 따라 문제를 받아들이는 태도에서 답변까지 충분히 차이가 있을 수 있으므로 굳이 면접관이나 다른 지원자의 가치관을 지적하고 고치려 드는 것은 좋지 않다.

㉡ **답변은 항상 정직해야 한다 :** 면접이라는 것이 아무리 지원자의 장점을 부각시키고 단점을 축소시키는 것이라고 해도 절대로 거짓말을 해서는 안 된다. 거짓말을 하게 되면 지원자는 불안하거나 꺼림칙한 마음이 들게 되어 면접에 집중을 하지 못하게 되고 수많은 지원자를 상대하는 면접관은 그것을 놓치지 않는다. 거짓말은 그 지원자에 대한 신뢰성을 떨어뜨리며 이로 인해 다른 스펙이 아무리 훌륭하다고 해도 채용에서 탈락하게 될 수 있음을 명심하도록 한다.

㉢ **자기 자신이나 배경에 대해 자랑하지 않는다 :** 자신의 성취나 부모 형제 등 집안사람들이 사회 · 경제적으로 어떠한 위치에 있는지에 대한 자랑은 면접관으로 하여금 지원자에 대해 오만한 사람이거나 배경에 의존하려는 나약한 사람이라는 이미지를 갖게 할 수 있다. 따라서 자기 자신이나 배경에 대해 자랑하지 않도록 하고, 자신이 한 일에 대해서 너무 자세하게 얘기하지 않도록 주의해야 한다.

5 면접 질문 및 답변 포인트

① 간호사가 되기로 한 계기가 무엇입니까?

면접관들이 듣고 싶은 지나치게 현실적인 얘기를 듣고 싶어서, 진짜 특별한 사연을 듣고 싶어서 묻는 것이 아니다. 진부한 이야기(스토리텔링)를 얼마나 자연스럽게 할 수 있는지가 궁금한 것이다. 이러한 질문은 환자에게 설명하는 스킬 테스트 중 하나이다. 무난히 구색 맞춘 자연스러운 대답을 준비하는 것이 좋다.

② 친구 관계에 대해 말해 보십시오.

지원자의 인간성을 판단하는 질문으로 교우관계를 통해 답변자의 성격과 대인관계능력을 파악할 수 있다. 새로운 환경에 적응을 잘하여 새로운 친구들이 많은 것도 좋지만, 깊고 오래 지속되어온 인간관계를 말하는 것이 더욱 바람직하다.

③ 당신의 PR포인트를 말해 주십시오.

PR포인트를 말할 때에는 지나치게 겸손한 태도는 좋지 않으며 적극적으로 자기를 주장하는 것이 좋다. 앞으로 입사 후 업무와 관련된 자기의 특성을 구체적인 일화를 더하여 이야기하도록 한다.

④ 당신의 장·단점을 말해 보십시오.

지원자의 구체적인 장·단점을 알고자 하기 보다는 지원자가 자기 자신에 대해 얼마나 알고 있으며 어느 정도의 객관적인 분석을 하고 있나, 그리고 개선의 노력 등을 시도하는지를 파악하고자 하는 것이다. 따라서 장점을 말할 때는 업무와 관련된 장점을 뒷받침할 수 있는 근거와 함께 제시하며, 단점을 이야기할 때에는 극복을 위한 노력을 반드시 포함해야 한다.

⑤ 가장 존경하는 사람은 누구입니까?

존경하는 사람을 말하기 위해서는 우선 그 인물에 대해 알아야 한다. 잘 모르는 인물에 대해 존경한다고 말하는 것은 면접관에게 바로 지적당할 수 있으므로, 추상적이라도 좋으니 평소에 존경스럽다고 생각했던 사람에 대해 그 사람의 어떤 점이 좋고 존경스러운지 대답하도록 한다. 또한 자신에게 어떤 영향을 미쳤는지도 언급하면 좋다.

⑥ 취미가 무엇입니까?

기초적인 질문이지만 특별한 취미가 없는 지원자의 경우 대답이 애매할 수밖에 없다. 그래서 가장 많이 대답하게 되는 것이 독서, 영화감상, 혹은 음악감상 등과 같은 흔한 취미를 말하게 되는데 이런 취미는 면접관의 주의를 끌기 어려우며 설사 정말 위와 같은 취미를 가지고 있다하더라도 제대로 답변하기는 힘든 것이 사실이다. 가능하면 독특한 취미를 말하는 것이 좋지만 업무에 지장을 줄 수 있는 익스트림 스포츠는 피한다.

⑦ 지금까지의 학교생활 중 가장 기억에 남는 일은 무엇입니까?

가급적 업무에 도움이 되는 경험을 이야기하는 것이 좋다. 또한 경험만을 간단하게 말하지 말고 그 경험을 통해서 얻을 수 있었던 교훈 등을 예시와 함께 이야기하는 것이 좋으나 너무 상투적인 답변이 되지 않도록 주의해야 한다.

⑧ 성적은 좋은 편이었습니까?

면접관은 이미 서류심사를 통해 지원자의 성적을 알고 있다. 그럼에도 불구하고 이 질문을 하는 것은 지원자가 성적에 대해서 어떻게 인식하느냐를 알고자 하는 것이다. 성적이 나빴던 이유에 대해서 변명하려 하지 말고 담백하게 받아들이고 그것에 대한 개선노력을 했음을 밝히는 것이 적절하다.

⑨ 왜 우리 병원을 지원했습니까?

이 질문은 어느 병원이나 가장 먼저 물어보는 것으로 지원자들은 병원의 이념, 복리후생 등 외적인 부분을 설명하는 경우가 많다. 이러한 답변도 적절하지만 지원 병원의 주요사업, 간호본부에서 추진하는 계획 등에 대한 입사동기를 설명한다면 상당히 주목 받을 수 있을 것이다.

⑩ 만약 이번 채용에 불합격하면 어떻게 하겠습니까?

불합격할 것을 가정하고 병원에 응시하는 지원자는 거의 없을 것이다. 이는 지원자를 궁지로 몰아넣고 어떻게 대응하는지를 살펴보며 입사 의지를 알아보려고 하는 것이다. 이 질문은 너무 깊이 들어가지 말고 침착하게 답변하는 것이 좋다.

⑪ 당신이 생각하는 바람직한 인재상은 무엇입니까?

간호사로서 또는 조직의 일원으로서의 자세를 묻는 질문으로 지원하는 병원에서 어떤 인재상을 요구하는가를 알아두는 것이 좋으며, 평소에 자신의 생각을 미리 정리해두어 당황하지 않도록 한다.

⑫ 직무상의 적성과 보수의 많음 중 어느 것을 택하겠습니까?

이런 질문에서 병원 측에서 원하는 답변은 당연히 직무상의 적성에 비중을 둔다는 것이다. 그러나 적성만을 너무 강조하다 보면 오히려 솔직하지 못하다는 인상을 줄 수 있으므로 어느 한 쪽을 너무 강조하거나 경시하는 태도는 바람직하지 못하다.

⑬ 상사와 의견이 다를 때 어떻게 하겠습니까?

과거와 다르게 최근에는 상사의 명령에 무조건 따르겠다는 수동적인 자세는 바람직하지 않다. 병원에서는 때에 따라 자신이 판단하고 행동할 수 있는 직원을 원하기 때문이다. 그러나 지나치게 자신의 의견만을 고집한다면 이는 팀원 간의 불화를 야기할 수 있으며 팀 체제에 악영향을 미칠 수 있으므로 선호하지 않는다는 것에 유념하여 답해야 한다.

⑭ 성적이 좋지 않은데 이 정도의 성적으로 우리 병원에 입사할 수 있다고 생각합니까?

비록 자신의 성적이 좋지 않더라도 이미 서류심사에 통과하여 면접에 참여하였다면 병원에서는 지원자의 성적보다 성적 이외의 요소, 즉 성격 · 열정 등을 높이 평가했다는 것이라고 할 수 있다. 그러나 이런 질문을 받게 되면 지원자는 당황할 수 있으나 주눅 들지 말고 침착하게 대처하는 면모를 보인다면 더 좋은 인상을 남길 수 있다.

⑮ 우리 병원 원장님 함자를 알고 있습니까?

병원장 이름을 조사하는 것은 면접일을 통고받았을 때 이미 사전 조사되었어야 하는 사항이다. 단답형으로 이름만 말하기보다는 그 병원에 입사를 희망하는 지원자의 입장에서 답변하는 것이 좋다.

⑯ 당신은 이 병원에 적합하지 않은 것 같군요.

이 질문은 지원자의 입장에서 상당히 곤혹스러울 수밖에 없다. 질문을 듣는 순간 그렇다면 면접은 왜 참가시킨 것인가 하는 생각이 들 수도 있다. 하지만 당황하거나 흥분하지 말고 침착하게 자신의 어떤 면이 병원에 적당하지 않는지 겸손하게 물어보고 지적당한 부분에 대해서 고치겠다는 의지를 보인다면 오히려 자신의 능력을 어필할 수 있는 기회로 사용할 수도 있다.

chapter

02 삼성병원 면접기출

✚ 실제 면접기출문제로 연습을 해보세요. 더 많은 문제 · 예시답변은 상급종합병원 간호사 면접에서 확인하세요.

1 강북삼성병원

① 인성면접

- 자기소개를 해보시오.
- 자신의 장단점을 말해보시오.
- 자기소개서에 있는 취미가 아닌 다른 취미를 더 가지고 있는가?
- 스트레스 해소방법이 있다면 말해보시오.
- 인사 후 간호직이 자신과 맞지 않는다고 생각이 든다면 어떻게 할 것인가?
- 지방에서 여기까지 지원한 이유를 말해보시오.
- 타 지역에서 어떻게 적응할 것인가?
- 최근에 가족에게 가장 감동받은 경험을 말해보시오.
- 간호학과에 오기 전 무엇을 했는가?
- 본받고 싶은 간호사와 본받고 싶지 않은 간호사가 있다면 말해보시오.
- 기억에 남는 환자가 있는가?
- 영어실력을 어떤 방식으로 활용할 것인가?
- 간호사의 중요한 덕목(자질)은 무엇인지 말해보시오.
- 어떤 간호사가 좋은 간호사라고 생각하는지 말해보시오.
- 주말에는 무엇을 하며 시간을 보내는가?
- 간호사 전문직으로 발전하기 위해 필요한 역량은 무엇이라고 생각하는가?
- 인간관계에서 가장 중요하게 생각하는 것은 무엇인가?

② 직무 및 상황대처

- 간호란 무엇이라고 생각하는가?
- IV를 하러 갔는데 환자가 자신이 신규인 것을 알고 거부하는 상황이라면 어떻게 대처할 것인가?
- 주사를 했는데 다른 환자에게 투약했다면 어떻게 대처할 것인가?
- 이제 막 일이 손에 익었는데 원하지 않는 부서로 로테이션 하게 될 경우 어떻게 대처할 것인가?
- 출근길에 쓰러진 사람을 발견하였다. 지나치자니 간호사로서의 책임감이 떠오르고, 사람을 구조하게 되면 병원 출근에 늦어 업무에 지장이 생기게 된다. 어떤 선택을 할 것인가?
- 선배 간호사에게 질책을 들은 후, 업무 부탁을 해야 할 일이 생겼다. 어떻게 대처할 것인가?

③ 병원 및 이슈

- 홈페이지에 나와 있는 내용을 제외한 지원동기를 말해보시오.
- 실습병원의 장단점을 말해보시오.
- 실습병동은 어디였으며 장단점에 대해 말해보시오.
- 어느 병원에 지원하였으며 지원한 이유와 우리병원과 다른 점을 말해보시오.
- 원하는 부서가 있는가? 그 이유를 말해보시오.
- 신규간호사가 적응하기 위해 개인이 해야 할 노력과 병원이 해야 할 노력을 말해보시오.
- 코로나에 대한 자신의 생각을 말해보시오.
- 의사 파업에 대한 자신의 생각을 말해보시오.
- 지원한 병원 중 가장 높은 병원은 어디인가?
- 원하는 병원 복지가 있는가?
- 신규간호에게 수습기간은 얼마나 필요하다고 생각하는가?

2 삼성서울병원

① 인성면접

- 학창 시절 별명이 있는가?
- 취미활동이 있는가?
- 학교생활 중 가장 재밌었던 활동이 무엇이었는가?
- 다른 사람이 당황했을 경우 대신 해결한 적이 있는가?
- 간호학과 지원동기를 말해보시오.
- 자신은 리더에 가까운가, 팔로워에 가까운가?
- 간호사가 되고 싶은 이유를 말해보시오.
- 최근 갈등상황의 사례와 해결방법을 말해보시오.
- 스트레스 해소방법이 있다면 말해보시오.
- 부모님이 자신에게 자주하시는 잔소리가 있는가?
- 입사 후 원하는 선배의 모습을 말해보시오.
- 스스로와의 약속을 어겼던 경험에 대하여 말해보시오.
- 환자가 되어본 경험이 있는가?
- 실습 중 어려웠던 점이 있었는가?
- 실습 시 기억에 남는 환자와 간호과정을 말해보시오.
- 대학생활에서 후회했던 일화가 있는가, 있다면 말해보시오.
- 누구의 도움 없이 도전한 경험이 있다면 말해보시오.
- 간호사로서 힘들 것 같은 점 세 가지와 극복방법을 말해보시오.
- 화가 났을 경우 무엇을 하는가?

② 직무 및 상황대처

- 항암제 부작용의 종류를 말해보시오.
- 항암제 부작용호소 환자에게 필요한 간호중재를 말해보시오.
- 환자의 약 부작용이 심하여 보호자가 화를 낼 경우 어떻게 대처할 것인가?
- 신규일 경우 간호사를 바꿔달라고 요청한다면 어떻게 대처할 것인가?
- Melena와 Hematochezia의 차이를 설명해보시오.
- 경구투약 간호중재에 대해 말해보시오.
- 투약오류에 대해 말해보시오.
- CPR 중 다른 환자의 보호자가 흡인을 요청했을 때 어떻게 할 것인지 말해 보시오.

③ 병원 및 이슈

- 병원이 간호사의 행복을 위해 해줬으면 하는 3가지를 말해보시오.
- 지원하기 싫은 병동과 이유를 말해보시오.
- 지원하고 싶은 병동과 이유를 말해보시오.
- 병동의 직무기술에 대하여 말해보시오.
- 좋은 병원이란 무엇이라고 생각하는가?
- 우리병원이 더 발전하기 위하여 본인이 할 수 있는 것은 무엇인가?
- 병원 내 안전사고에 대하여 자신의 생각을 말해보시오.
- 연명의료결정법에 대한 본인의 생각을 말해보시오.

3 삼성창원병원

① 인성면접

- 자신의 장단점에 대하여 말해보시오.
- 우리병원 지원동기와 입사포부를 말해보시오.
- 입사 후 계획에 대해 말해보시오.
- 오랫동안 꾸준히 한 취미가 있는가?
- 마지막으로 하고 싶은 말이 있다면 말해보시오.
- 스트레스 해소법을 말해보시오.
- GSAT 준비를 얼마나 어떻게 하였는가? 몇 권, 몇 번을 읽었는가?
- 영어공부를 어떻게 공부하였는가?
- 간호사로서 최종목표를 말해보시오.

② 직무 및 상황대처

- 위절제술 후 생기는 합병증을 말해보시오.
- 덤핑신드롬환자의 간호에 대해 말해보시오.
- 낙상예방을 위한 간호에 대해 말해보시오.
- 저혈압이 나타날 경우 어떤 간호가 필요한가?
- 중환자실 근무 중 호흡곤란을 호소하는 환자가 왔다. 의사 처방이 나기 전 간호사가 독자적으로 수행할 수 있는 간호중재는 무엇인가?
- 수술 후 배액관 관리에 대해 말해보시오.
- 간질발작 환자 발견 시 간호에 대해 말해보시오.

- 수혈 전 확인사항에 대해 말해보시오.
- 공기매개 감염병의 종류와 관리방법에 대해 말해보시오.
- 협심증과 심근경색의 차이를 말해보시오.
- 간경변 환자는 어떤 관장을 해야 하는가? 어떤 약물을 사용하며 이유는 무엇인가?
- 의식이 있는 중환자실 환자에게 낙상예방교육을 해보시오.
- 수술을 앞둔 환자가 틀니를 빼지 않는다고 고집을 부릴경우 어떻게 할 것인가?
- 수혈간호에 대하여 말해보시오.
- COPD 환자에게 저농도 산소를 주는 이유를 말해보시오.
- 손 위생 언제 해야 하는가?
- 앙와위(Supine position)일 경우 욕창 호발부위를 말해보시오.
- 공기매개 감염병의 종류와 관리방법을 말해보시오.
- 수혈 중 부작용 발생 시 어떻게 대처할 것인가?
- IV유지 중인 환자가 주사부위에 통증을 호소하며 일혈을 보일 경우 어떻게 대처할 것인가?
- CVP 측정 목적을 말해보시오.
- EKG 리드를 붙이는 위치를 설명해보시오.
- 낙상사고 발생 시 대처방법에 대해 설명해보시오.
- LC 환자는 어떤 관장을 해야 하는가?

③ 병원 및 이슈

- AI가 병원에서 사용되는 예시를 말해보시오.
- 간호사 삼교대에 대한 자신의 생각을 말해보시오.
- 야간점담간호사를 시킨다면 어떻게 할 것인가?
- 블라인드면접 진행에 대한 생각을 말해보시오.
- 우리병원의 핵심가치를 말해보시오.
- 우리병원이 아닌 다른 병원에도 지원하였는가?
- 우리 병원에서 얼마나 일할 것인지 구체적인 기간을 말해보시오.
- 삼성창원병원의 원장님 성함을 말해보시오.
- 삼성창원병원의 휴게실 이름을 말해보시오.
- 삼성창원병원을 한식에 비유하고 이유를 말해보시오.
- 삼성창원병원의 비전은 무엇인가?
- 삼성창원병원을 색에 비유하고 이유를 말해보시오.
- 삼성창원병원의 장점과 개선사항을 말해보시오.
- 새별널스를 보았는가?
- IT기술의 발달로 의료기술이 발전중이다. 개발되어 상용화되고 있는 것과 개발했으면 좋은 것이 있다면 말해보시오.
- 면접에서 새별널스(삼성창원 공식 유튜브 채널)가 도움이 되었는가?
- 커뮤니티에 우리병원에 대한 어떤 정보가 있었는지 말해보시오.

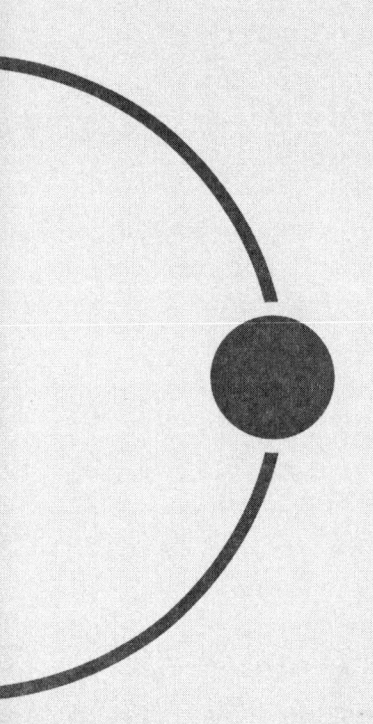

01. 제1회 정답 및 해설

02. 제2회 정답 및 해설

03. 제3회 정답 및 해설

PART

06

정답 및 해설

chapter

01 제1회 정답 및 해설

✚ 실전 모의고사 제1회 : 14p

01.수리논리

1	2	3	4	5	6	7	8	9	10
②	①	③	②	②	①	②	④	④	③
11	**12**	**13**	**14**	**15**	**16**	**17**	**18**	**19**	**20**
③	⑤	②	③	①	①	④	⑤	④	④

1 A에 남은 설탕을 a라고 하면 B에 남아 있는 설탕은 $72-a$이다. 이 작업을 n번 반복했을 때 B에 남아 있는 설탕은 $72-a_n$이고 $n+1$ 반복하면

㉠ A에서 B로 옮길 때,

$A=\frac{1}{2}a_n$, $B=72-a_{n+}\frac{1}{2}a_n=72-\frac{1}{2}a_n$이 된다.

㉡ B에서 A로 옮길 때

$a_{n+1}=\frac{1}{2}\left(72-\frac{1}{2}a_n\right)=36-\frac{1}{4}a_n=\frac{1}{2}a_n+36-\frac{1}{4}a_n=\left(\frac{1}{2}-\frac{1}{4}\right)a_n+36=\frac{1}{4}a_n+36$이다.

㉢ $\lim_{n\to\infty}a_{n+1}=\frac{1}{4}\lim a_n+36$

$\frac{3}{4}\lim a_n=36$

$x=\frac{1}{4}x+36$

$\frac{3}{4}x=36$

$x=\frac{36\times4}{3}=48(\text{kg})$

2 증발시킨 물의 양을 x라 하면 소금물의 농도는

$\frac{30}{300-x}\times100=30(\%)$

$\frac{30}{300-x}=\frac{30}{100}$ → $-3x+900=300$이므로 $x=200(\text{g})$

3

36%의 설탕물 50g의 설탕의 양 : $\frac{36}{100}\times50=18(g)$

20%의 설탕물 50g의 설탕의 양 : $\frac{20}{100}\times50=10(g)$

$$\frac{18+10}{100+50+50}\times100=\frac{28}{200}\times100=14(\%)$$

4 ㉠ 자기계발서를 x, 고전소설을 y라고 하면,

$x+y=6$

$3,000x+4,000y=20,000$

㉡ $x=6-y$

$3,000(6-y)+4,000y=20,000$

$18,000-3,000y+4,000y=20,000$

$1,000y=2,000$

$y=2$

∴ 고전소설 2권

5 물건 1개의 구입가격을 1원이라고 가정하면 x는 1.6원이 된다.

$$1.6\times40+1.6\left(1-\frac{y}{100}\right)\times60=100$$

$$64+96\left(1-\frac{y}{100}\right)=100$$

$$96\left(1-\frac{y}{100}\right)=36$$

$$1-\frac{y}{100}=\frac{3}{8}$$

$$\frac{y}{100}=\frac{5}{8}$$

$$8y=500$$

$\therefore\ y=62.5$

6 이앙기 B의 속도 : x, 이앙기 A의 속도 : $2x$

이앙기 B의 속도를 구하면,

$2x\times1+x\times1=2,400$

$3x=2,400$

$x=800(m^2/hr)$

$2,400m^2$의 논을 $800m^2/hr$의 속도로 모내기하면 3시간이 걸린다.

7

㉠ 한 시간 동안 A의 효율 : $\frac{1}{6}$

㉡ 한 시간 동안 B의 효율 : $\frac{1}{4}$

㉢ 한 시간 동안 C의 효율 : $\frac{1}{3}$

$\left(\frac{1}{6}+\frac{1}{4}+\frac{1}{3}\right)\times x=1$

$\frac{9}{12}x=1$

$\therefore\ x=\frac{4}{3}$

$60\times\frac{4}{3}=80$(분), 즉 1시간 20분이 걸린다.

8

전체 인원을 x, 모든 교육을 이수한 직원을 $\frac{1}{2}x$, 엑셀 교육만 이수한 직원을 $\frac{1}{4}x$, 보고서 교육만 이수한 직원을 $\frac{1}{6}x$라고 하면,

$\left(\frac{1}{2}x+\frac{1}{4}x+\frac{1}{6}\right)+10=x$

$\frac{11}{12}x+10=x$

$x-\frac{11}{12}x=10$

$\frac{1}{12}x=10$

$\therefore\ x=120$(명)

9

㉠ 1일 동안 울리는 알람 소리를 모두 더해보면 다음과 같다.
$(1+2+3+\cdots+12)\times 2=156$번

㉡ 따라서 오후 5시 30분부터 시작해서 다음날 오후 5시 30분까지 알람 소리는 모두 156번 울리게 된다. 그러므로 다음 날 오후 6시 30분까지는 156 + 6 = 162번 울리고 다시 그 날 오후 7시 30분까지는 162 + 7 = 169번 울린다. 따라서 정확히 170번째의 알람 소리가 울리는 것은 그날 오후 8시 정각이 된다.

10

남성 응답자 500명의 평균 독서량이 8.0권이므로 총 독서량은 500 × 8 = 4,000권이다. 응답자 중 연간 1권도 읽지 않은 사람을 제외한 남성 독서자의 수는 500 × (100 − 23.2)% = 384명으로 남성 독서자의 연간 독서량은 $\frac{4,000}{384}=10.416\cdots$, 따라서 10권이다.

11 ㉠ 남성 응답자 : 8.3%+20.0% = 28.3%
㉡ 여성 응답자 : 9.5%+20.4%=29.9%
∴ 1.6%p

12 ⑤ 2017년부터 상승했다가 2021년에 하락했다.
①④ 정리하면 다음과 같다.

2016년	2017년	2018년	2019년	2020년	2021년	2022년	2023년	2024년
1.3%p	2.9%p	4.7%p	2.1%p	2.8%p	3.4%p	4.1%p	3.6%p	4.9%p

② 2018년, 2019년, 2021년 3차례 하락
③ (2016년 수치－2024년 수치) ÷ (9－1)
㉠ 전체 유병률 : (16.7－11.8)÷8=0.6%p/년
㉡ 남성 유병률 : (19.2－12.4)÷8=0.9%p/년

13 주어진 2개의 자료를 통하여 다음과 같은 상세 자료를 도출할 수 있다.

(단위 : 건, %)

연도 \ 노선		1호선	2호선	3호선	4호선	합
2023년	아동	37	159	11	2	209
	범죄율	17.7	76.1	5.3	1.0	
	비아동	187	112	71	37	407
	범죄율	45.9	27.5	17.4	9.1	
	전체	224	271	82	39	616
	전체 범죄율	36.4	44.0	13.3	6.3	
2024년	아동	63	166	4	5	238
	범죄율	26.5	69.7	1.7	2.1	
	비아동	189	152	34	56	431
	범죄율	43.9	35.3	7.9	13.0	
	전체	252	318	38	61	669
	전체 범죄율	37.7	47.5	5.7	9.1	

따라서 이를 근거로 〈보기〉의 내용을 살펴보면 다음과 같다.
㉠ 2024년 비아동 상대 범죄 발생건수는 3호선이 71건에서 34건으로 전년보다 감소하였다. (X)
㉡ 2024년의 전년 대비 아동 상대 범죄 발생건수의 증가폭은 238-209 = 29건이며, 비아동 상대 범죄 발생건수의 증가폭은 431-407 = 24건이 된다. (O)
㉢ 2024년의 노선별 전체 범죄율이 10% 이하인 노선은 5.7%인 3호선과 9.1%인 4호선으로 2개이다. (X)
㉣ 2호선은 2023년과 2024년에 각각 44.0%와 47.5%의 범죄율로, 두 해 모두 전체 범죄율이 가장 높은 노선이다. (O)

14 ㉡ 나 지역의 공연장 이용률은 27% → 23% → 20% → 19% 연속적으로 하락했으며, 라 지역의 공연장 이용률도 19% → 16% → 14% → 12%로 연속적으로 하락했다.

㉢ 가 지역은 33% → 37%로 2분기에서 최고점을 찍고 3분기에 37% → 31%로 하락했으며, 나 지역은 27% → 21%로 2분기에서 하락했다. 다 지역은 계속 증가하며, 라 지역은 계속 하락했고, 마 지역은 변동이 없다.

㉠ 다 지역은 4분기 모두 증가했다.

㉣ 도서관과 공연장 이용률 모두 2024년 3분기까지 꾸준히 증가한 지역은 다 지역뿐이다.

15 조건 ㉠㉣에 따라, 2020년 생산량이 506천 톤이며 2021년을 제외하고 매년 생산량이 감소하는 ㈎는 과테말라가 된다. 조건 ㉡에 따라 2024년을 기준으로 50천 톤 이하이며 큰 값은 42천 톤이다. 케냐보다 생산량이 많다고 하였으므로, ㈑는 라오스고 ㈐는 케냐가 된다. 조건 ㉢에 따라 2021년부터 매년 생산량이 감소하는 ㈏는 멕시코가 된다.

16 1년 연료비 = (1년 주행거리 ÷ 연비) × 리터당 연료가격

㉠ A : 20,000,000 + 10(2,000 × 1,700) = 54,000,000원

㉡ D : 35,000,000 + 10(1,000 × 1,700) = 52,000,000원

따라서 A자동차의 필요경비가 D자동차의 필요경비보다 많다.

17 $\text{교육비 증가율} = \dfrac{\text{해당연도 교육비} - \text{전년도 교육비}}{\text{전년도 교육비}} \times 100$

① 2021년 대비 2022년도의 전체 교육비 증가율은 0.13, 2022년 대비 2023년도의 전체 교육비 증가율은 0.09이다. 따라서 전체교육비의 전년대비 증가율이 하락했다.

② 기타 교육비/전체 교육비를 계산해보면 가장 높은 연도는 2024년도이다.

③ 2024년도 중등교육비는 전년도보다 줄었다.

④ 2023년 학원 교육비 전년대비 증가율은 0.04이고, 2022년 증가율은 0.16이다.

⑤ 2022년도 고등교육비는 정규교육비의 57%이다.

18 ㉠ **면적 대비 총 생산액** : 수도권 4.05/충청권 0.72/호남권 0.49/제주권 0.5/강원권 0.15/대경권 0.49/동남권 1.38

㉡ **면적 대비 농 · 임 · 어업 생산액** : 수도권 1.04/충청권 1.11/호남권 1.28/제주권 3.67/강원권 0.36/대경권 0.77/동남권 1.2

㉢ **인구대비 제조업 생산액** : 수도권 0.64/충청권 1.7/호남권 1.09/제주권 0.09/강원권 0.3/대경권 1.37/동남권 1.56

19
- 갑 = (145 × 3) + (72 × 4) = 723
- 을 = (170 × 3 × 0.8) + (72 × 4 × 1.2) = 753.6
- 병 = (110 × 3) + (60 × 5 × 1.2) = 690
- 정 = (100 × 4 × 0.8) + (45 × 6) = 590
- 무 = (75 × 5) + (35 × 6 × 1.2) = 627

20 ㉣ 1980년 대비 2015년에는 15 ~ 64세 인구 비율이 A국, C국은 감소하였고 B국은 변함없다. 반면, 65세 이상 인구 비율은 A ~ C국 모두 높아진 것으로 보아 A ~ C국의 노년 부양비가 모두 증가했음을 알 수 있다.

02.추리논리

1	2	3	4	5	6	7	8	9	10
⑤	③	⑤	④	③	②	⑤	④	③	⑤
11	**12**	**13**	**14**	**15**	**16**	**17**	**18**	**19**	**20**
①	②	①	⑤	②	①	①	③	④	⑤
21	**22**	**23**	**24**	**25**	**26**	**27**	**28**	**29**	**30**
②	④	①	②	⑤	②	④	①	③	②

1 조건을 정리하면 '건강 → 운동 → 등산', '산 → 등산'이 된다.
따라서 결론은 '건강을 중요시하는 사람은 등산을 좋아한다'가 된다.

2 테이블 개당 가격을 T, 의자 개당 가격을 C, 서류장 개당 가격을 S로 하여 임의로 미지수를 정한다.

㉠ 첫 번째 조건에 따라, 5T+10C=5C+10S를 정리하면 5T+10C=5C+10S
→ 5T+10C−5C=5T+5C
→ 5C+10S−5C=10S
∴ 5T+5C=10S

㉡ 두 번째 조건에 따라, 5C+15S=5C+10T를 정리하면 5C+15S=5C+10T
→ 5C+15S−5C=15S
→ 5C+10T−5C=10T
∴ 3S=2T

㉢ 서류장 10개+의자 10개=xT이므로, 3S=2T → S=(2/3)T가 되며
5T+5C=10S → C=(10S−5T)/5 → 2S−T가 된다.

㉣ S10+C10=xT에 대입하면, 10S+10(2S−T)=10S+20S−10T=30S−10T

㉤ S=(2/3)T에 대입하면, 30×(2/3)T−10T=20T−10T=10T
∴ 10(개)

3 ㉠ 오름차순으로 정리되어 있으므로 마지막 숫자가 8이다. 따라서 앞의 세 개의 숫자는 1~7까지의 숫자들이며, 이를 더해 12가 나와야 한다. 8을 제외한 세 개의 숫자가 4이하의 숫자만으로 구성되어 있다면 12가 나올 수 없으므로 5, 6, 7 중 하나 이상의 숫자는 반드시 사용되어야 한다. 또한 짝수와 홀수가 각각 2개씩이어야 한다.

㉡ 세 번째 숫자가 7일 경우 앞 두 개의 숫자의 합은 5가 되어야 하므로 1, 4 또는 2, 3이 가능하여 1478, 2378의 비밀번호가 가능하다.

㉢ 세 번째 숫자가 6일 경우 앞 두 개의 숫자는 모두 홀수이면서 합이 6이 되어야 하므로 1, 5가 가능하나, 이 경우 1568의 네 자리는 짝수가 연이은 자릿수에 쓰였으므로 비밀번호 생성이 불가능하다.

㉣ 세 번째 숫자가 5일 경우 앞 두 개의 숫자의 합은 7이어야 하며 홀수와 짝수가 한 개씩 이어야 한다. 따라서 3458이 가능하다.
결국 가능한 비밀번호는 1478, 2378, 3458의 세 가지가 되어 이 비밀번호에 쓰일 수 없는 숫자는 6이 되는 것을 알 수 있다.

4 부자 → 자동차 → 금반지
~ 금반지 → ~ 자동차 → ~ 부자
수정이는 자동차가 없으므로 부자가 아니다.

5 ㉠ 윤제는 그림을 그린다.
→ 그림을 그리는 사람은 상상력이 풍부하다.
→ 상상력이 풍부한 사람은 과묵하지 않다.
→ 윤제는 과묵하지 않다.
㉡ 시은이는 과묵하다.
→ 과묵한 사람은 상상력이 풍부하지 않다.
→ 그렇다면 그림을 그리지 않는다.
∴ 시은이는 그림을 그리지 않는다.

6 첫 번째 조건에서 서 과장 선정 시 이 대리는 반드시 선정되어야 한다. 또한 두 번째 조건에서 이 대리가 선정되면 엄 대리는 선정되지 않으므로 결국 이 대리와 엄 대리, 서 과장과 엄 대리는 함께 선정될 수 없다. 세 번째 조건에서 최 사원 선정 시 서 과장은 반드시 참여해야 한다. 네 번째 조건의 대우 명제를 살펴보면, 엄 대리가 선정될 때 조 사원도 선정된다는 것을 알 수 있다. 따라서 서 과장과 이 대리, 최 사원과 서 과장은 반드시 함께 선정되어야 하므로 서 과장 + 이 대리 + 최 사원 세 명이 반드시 함께 선정되어야만 하며, 엄 대리와 조 사원 역시 함께 선정된다는 사실을 알 수 있다. 따라서 2명을 선정할 경우, 항상 함께 선정되어야만 하는 인원과 제한 인원 2명과의 모순 관계가 없는 엄 대리와 조 사원이 선정되어야 한다.

7 □ ABCD → A + 4, B + 4, C + 4, D + 4
△ ABCD → A + 3, B + 3, C + 3, D + 3
○ ABCD → A − 1, B − 1, C − 1, D − 1

A	B	C	D	E	F	G	H	I	J	K	L	M	N	O	P	Q	R	S	T	U	V	W	X	Y	Z
1	2	3	4	5	6	7	8	9	10	11	12	13	14	15	16	17	18	19	20	21	22	23	24	25	26

FOOT → IRRW → HQQV

8 PALJ → TEPN → XITR

9 MOMO → LNLN → PRPR

10 LONG → ORQJ → NQPI

11 BKDJ → AJCI → ZIBH

12

ㄱ	ㄴ	ㄷ	ㄹ	ㅁ	ㅂ	ㅅ	ㅇ	ㅈ	ㅊ	ㅋ	ㅌ	ㅍ	ㅎ
1	2	3	4	5	6	7	8	9	10	11	12	13	14

ㄱㅎㅁㄴ → ㅁㄹㅈㅂ → ㅇㅅㅌㅈ

13 ㄱㅊㅅㄴ → ㄹㅍㅊㅁ → ㅇㄷㅎㅈ

14 ㅊㅎㄴㅅ → ㅎㄹㅂㅋ → ㅍㄷㅁㅊ

15 ㅂㅈㄷㅊ → ㅈㅌㅂㅍ → ㅇㅋㅁㅌ

16 ㄷㄱㅌㅇ → ㄴㅎㅋㅅ → ㄱㅍㅊㅂ

17 A가 육각형이라고 가정하면 정의 진술한 내용에서 E가 사각형이 될 수 없다. E가 사각형이 될 수 없으므로 을이 진술한 내용에서 B는 오각형이다. B가 오각형이므로 병이 진술한 내용에서 D는 오각형이 될 수 없으므로 C는 원이 된다. 그리고 C가 원이라면 갑이 진술한 내용에서 C는 삼각형이 될 수 없으므로 D는 사각형이 된다. 그러면 E는 삼각형이 된다.
그러므로 A = 육각형, B = 오각형, C = 원, D = 사각형, E = 삼각형이 된다.

18 ㉠ "옆에 범인이 있다"고 진술한 경우를 ○, "옆에 범인이 없다"고 진술한 경우를 ×라고 하면

1	2	3	4	5	6	7	8	9
○	×	×	○	×	○	○	○	×
							시민	

- 9번이 범인이라고 가정하면
9번은 "옆에 범임이 없다"고 진술하였으므로 8번과 1번 중에 범인이 있어야 한다. 그러나 8번이 시민이므로 1번이 범인이 된다. 1번은 "옆에 범인이 있다"라고 진술하였으므로 2번과 9번에 범인이 없어야 한다. 그러나 9번이 범인이므로 모순이 되어 9번은 범인일 수 없다.

• 9번이 시민이라고 가정하면
9번은 "옆에 범인이 없다"라고 진술하였으므로 1번도 시민이 된다. 1번은 "옆에 범인이 있다"라고 진술하였으므로 2번은 범인이 된다. 2번은 "옆에 범인이 없다"라고 진술하였으므로 3번도 범인이 된다. 8번은 시민인데 "옆에 범인이 있다"라고 진술하였으므로 9번은 시민이므로 7번은 범인이 된다. 그러므로 범인은 2, 3, 7번이고 나머지는 모두 시민이 된다.

㉡ 모두가 "옆에 범인이 있다"라고 진술하면 시민 2명, 범인 1명의 순으로 반복해서 배치되므로 옳은 설명이다.

㉢ 다음과 같은 경우가 있음으로 틀린 설명이다.

1	2	3	4	5	6	7	8	9
○	○	○	○	○	○	○	×	○
범인	시민	시민	범인	시민	범인	시민	시민	시민

19 학교에 일찍 등교하는 학생은 찬미이고, 부지런한 사람은 자기 시간이 많으므로 ④가 정답이다.

20 A는 D보다 빠르고, D는 C보다 느리므로 ⑤가 정답이다.

21 카메라는 사진을 저장하고, 녹음기는 소리를 저장한다.

22 열정이 뜨거움을 상징하는 불꽃이라면, 냉정은 차가움을 상징하는 얼음과 비유관계이다.

23 원숭이는 익은 바나나만을 좋아하므로 '작은 바나나는 익지 않았다'는 전제가 있어야 결론을 도출할 수 있다.

24 결론이 참이 되기 위해서는 '골을 많이 넣은 선수는 팀에 공헌도가 높다' 또는 이의 대우인 '팀에 공헌도가 높지 않은 선수는 골을 많이 넣지 못한 선수이다'가 답이 된다.

25 정이 1층에 거주하므로 세 번째 조건에 의해 2층에 무가 거주할 수 없다. 또한 네 번째 조건에서 병도 2층에 거주하지 않는다 하였으므로 2층에 거주할 수 있는 사람은 갑 또는 을이다. 이것은 곧, 3, 4, 5층에 병, 무, 갑 또는 을이 거주한다는 것이 된다.
두 번째 조건에 의해 병과 무가 연이은 층에 거주하지 않으므로 3, 5층에는 병과 무 중 한 사람이 거주하며 2, 4층에 갑과 을 중 한 사람이 거주하는 것이 된다. 따라서 무가 3층에 거주한다면 병이 5층에 거주하게 된다.

26 KIMM → IMMK → MMKI의 과정을 거친다.

※ 각 기호의 규칙
☺ : 맨 앞자리의 문자를 맨 뒤로 보낸다.
☻ : 맨 끝자리 문자를 삭제한다.
◙ : 맨 앞자리의 문자와 맨 끝자리의 문자를 바꾼다.
☼ : 맨 앞자리 문자에 O를 더한다.

27 JLPOKKI → ILPOKKJ → ILPOKK의 과정을 거친다.

※ 각 기호의 규칙
☺ : 맨 앞자리의 문자를 맨 뒤로 보낸다.
☻ : 맨 끝자리 문자를 삭제한다.
◙ : 맨 앞자리의 문자와 맨 끝자리의 문자를 바꾼다.
☼ : 맨 앞자리 문자에 O를 더한다.

28 BOURGEOIS → OBOURGEOIS → SBOURGEOIO → BOURGEOIOS의 과정을 거친다.

※ 각 기호의 규칙
☺ : 맨 앞자리의 문자를 맨 뒤로 보낸다.
☻ : 맨 끝자리 문자를 삭제한다.
◙ : 맨 앞자리의 문자와 맨 끝자리의 문자를 바꾼다.
☼ : 맨 앞자리 문자에 O를 더한다.

29 YOUI → YOU의 과정을 거쳐 UOY이 되기 위해서는 맨 앞자리의 문자와 맨 끝자리의 문자를 바꾸는 도식 ◙가 들어가야 한다.

※ 각 기호의 규칙
☺ : 맨 앞자리의 문자를 맨 뒤로 보낸다.
☻ : 맨 끝자리 문자를 삭제한다.
◙ : 맨 앞자리의 문자와 맨 끝자리의 문자를 바꾼다.
☼ : 맨 앞자리 문자에 O를 더한다.

30 PPONGGJ → OPPONGGJ → JPPONGGO → PPONGGOJ의 과정을 거친다.

※ 각 기호의 규칙
☺ : 맨 앞자리의 문자를 맨 뒤로 보낸다.
☻ : 맨 끝자리 문자를 삭제한다.
◙ : 맨 앞자리의 문자와 맨 끝자리의 문자를 바꾼다.
☼ : 맨 앞자리 문자에 O를 더한다.

03. 직무상식

1	2	3	4	5	6	7	8	9	10
④	②	②	②	①	④	④	④	②	④
11	**12**	**13**	**14**	**15**	**16**	**17**	**18**	**19**	**20**
③	③	②	④	①	③	③	⑤	④	④
21	**22**	**23**	**24**	**25**	**26**	**27**	**28**	**29**	**30**
②	④	①	⑤	⑤	⑤	⑤	②	⑤	④

1 성인간호학

④ 나트륨은 체내 수분 유지를 증가시켜 울혈성 심부전 환자의 경우, 부종 및 혈압 상승을 일으킬 수 있으므로 나트륨 섭취를 제한한다. 또한 칼륨은 체내 나트륨 수준을 조절할 수 있으므로 적절한 칼륨 섭취가 중요하다. 잡곡, 오렌지, 시금치, 토마토, 키위, 딸기, 바나나 등은 칼륨이 풍부한 식품으로 울혈성 심부전 환자에게 적절한 음식이다.

①②③ 나트륨 함량이 높은 음식이므로 제한한다.

⑤ 칼륨 함량이 적은 음식이므로 적절하지 않다.

2 모성간호학

풍진은 감염 환자의 재채기에서 나오는 작은 점적을 통하여 전파되는 바이러스성 감염이다. 감염된 모체는 발진, 근육통 등이 나타나고 태아는 유산, 선천성 기형, 사망까지 초래한다. 풍진은 생백신이므로 생백신 접종 후 모체에 풍진 감염이 발생할 수 있기 때문에 임부가 예방접종을 받는 것은 금기이다.

3 약물계산

1000(cc) × 20/10(hr) × 60(min) = 100/3 = 33.3333… = 33gtt/min

4 성인간호학

간비대와 복수는 우심부전의 증상이다.

※ 심부전

㉠ **좌심부전** : 폐울혈이나 호흡기계 조절기전의 장애로 인해 나타난다. 기침은 좌심부전의 흔한 증상으로, 거품이 많고 피가 섞인 객담이 다량 배출될 수 있다. 신장의 변화는 좌심부전과 우심부전 모두에서 발생할 수 있으나, 좌심부전에서 더 심하게 나타난다.

㉡ **우심부전** : 말초부종과 신체기관에 정맥울혈이 발생한다. 의존성 부종은 우심부전의 초기징후이다. 간에 정맥울혈이 생기면, 간비대와 복통이 유발된다.

5 성인간호학

스피로놀락톤은 이뇨제로 작용하여 소변을 통해 나트륨과 수분을 배출시키면서 칼륨의 배출은 감소한다. 체내 칼륨 수치가 상승하고 심장 리듬에 영향을 미칠 수 있다.

6 정신간호학

일주기 리듬 수면-각성장애의 중재로 원하는 수면 시간에 도달할 때까지 취침시간을 지연시키도록 한다.

※ 불면장애

불면장애는 뚜렷한 신체적, 정신적 원인 없이 잠을 자지 못하거나 수면 상태를 유지하지 못하는 장애이다. 주말 포함 기상 시간을 지키며, 낮에 불필요한 낮잠은 피하도록 한다. 아무리 적게 자도 다음날 제시간에 일어나 규칙적인 수면 시간을 갖도록 한다. 또한, 수면과 관계없는 자극은 침실에서 제거하고, 술, 담배, 각성음료 등 중추신경계 작용물질은 피해야 한다. 낮에는 적당한 활동량과 자극량을 유지하며, 밤에 잠이 오지 않아 초조하거나 화가 날 땐 억지로 자려고 하지 말고 불을 켜고 침실에서 나와 다른 무언가를 하도록 한다. 억지로 자려고 애쓰면 각성을 더 악화시킬 수 있다.

7 성인간호학

④ 두개내압이 상승한 환자, 유두 부종 환자, 뇌종양이 의심되는 환자는 뇌척수액의 갑작스러운 제거로 뇌구조가 대후두공으로 탈출되어 연수의 생명 중추에 압력이 가해질 수 있으므로 요추 천자를 시행하면 안 된다.

① 척수 신경이 L1 - 2까지 내려와 있으므로 L3 - L4 또는 L4 - L5 사이에 요추 천자를 시행해야 신경 손상을 줄일 수 있다.

② 정상적인 뇌척수압은 60 ~ 180mmH$_2$O(5 ~ 15mmHg)이며 상승 시 뇌내출혈, 종양, 부종이 의심된다.

③ 정상적인 뇌척수액은 무색, 투명하며 혼탁 시 감염이 의심된다.

⑤ 요추 천자 후에는 척수성 두통을 감소시키기 위해 머리를 들지 않고 반듯한 자세로 누워 있어야 한다.

8 성인간호학

신경성 쇼크는 교감 신경계 손상으로 평활근과 혈관이 이완이 이완되어 발생한다. 서맥, 저혈압, 피부 건조 등의 증상이 나타난다.

※ **쇼크의 종류**

㉠ **저혈량성 쇼크** : 원인으로 화상, 출혈, 탈수 등에 의한 체순환 혈액량 감소가 있으며, 수축기 혈압이 저하되고 맥박이 100회 이상으로 빨라진다. 먼저 출혈부위를 압박하고, 기도확보를 한다. 산소를 투여하며 체액 손실을 조절해 순환 혈액량을 증가시켜야 한다.

㉡ **심인성 쇼크** : 심박출량 감소, 심근경색, 부정맥 등이 원인이 될 수 있으며 빈맥, 저혈압, 맥압 저하 등의 증상이 나타난다. 산소를 투여해주고 심근경색 및 부정맥 조절을 위해 약물을 투여한다.

㉢ **패혈성 쇼크** : 혈액 내 세균 감염으로 전신 혈관이 확장되고 혈압이 저하되면서 나타난다. 안절부절못하고 호흡성 산증이 나타난다. 혈압상승제 투여 및 항생제 치료를 시행하며 산 - 염기 균형을 유지해준다.

㉣ **신경성 쇼크** : 약물 과다복용, 척추 손상 등으로 교감신경계가 손상되어 발생할 수 있다. 서맥, 저혈압 등의 증상이 나타나며 기도유지, 혈압유지, 심박출량 유지 등의 중재를 해준다.

㉤ **아나필락틱 쇼크** : 약물, 음식, 독, 곤충 등에 대한 과민반응으로 혈압 저하, 혈관 확장으로 인한 두통, 호흡기계 억압, 의식 수준 저하 등의 증상이 나타난다. 기도를 유지해주고 항히스타민, 기관지확장제, corticosteroid를 주사한다.

9 기본간호학

폐포의 과다 환기 증상으로는 빈맥, 흉통, 가벼운 두통, 사지저림, 집중력 감퇴, 심장마비 등이 있고, 폐포의 과소 환기 증상으로는 어지러움, 지남력 상실, 심부정맥, 경련, 심장마비, 기면, 무력, 홍조 피부 등이 있다.

10 기본간호학

① 위급한 상부기도 폐색 시 시행한다.
② 밀봉흉곽튜브 배액의 목적이다.
③ 장기간 기계적 호흡이 요구될 때 시행한다.
⑤ 무의식 환자의 분비물 흡인 방지를 위해 시행한다.

11 기본간호학

인슐린, 헤파린, 백신 등의 피하주사 시 상완 외측 후면, 하복부, 대퇴전면, 등 상부, 배둔근 윗부분에 주사한다.

12 성인간호학

고관절전치환술 후 가장 흔한 합병증인 정맥혈전색전증은 심부정맥혈전증으로 발현될 수 있다. 위험요인으로는 30분 이상의 외과적 시술, 고령의 대상자, 혈전색전증의 과거력, 정맥정체, 장기간의 부동, 뇌졸중 등이 있다. 혈액 응고는 종아리 부위에서 형성되어 무릎부위를 거쳐 대퇴를 따라 이동한다.

13 기본간호학

복위를 취했을 때 발가락, 무릎, 생식기(남), 유방(여), 견봉돌기, 관골에 욕창이 호발한다.

※ **체위별 욕창 호발 부위**
㉠ **앙와위** : 발꿈치, 천골, 팔꿈치, 후두, 견갑골
㉡ **반좌위** : 발꿈치, 천골, 골반, 척추
㉢ **측위** : 복삽벼, 무릎, 대전자, 장골, 견봉돌기, 귀, 머리 측면
㉣ **복위** : 발가락, 무릎, 생식기(남), 유방(여), 견봉돌기, 관골

14 간호관리학

㉡은 팀간호, ㉢은 일차간호에 대한 설명이다.

※ **간호 조직**
㉠ **기능적 간호** : 간호인력 별로 특정 업무를 배정하여 그 업무만을 기능적으로 수행하도록 하는 것으로 환자가 필요로 하는 간호를 총체적으로 수행하는 것과는 거리가 먼 간호전달방법이다.
㉡ **팀간호** : 팀원들 간의 광범위한 의사소통을 통해 보조 인력의 비율이 높음에도 불구하고 환자들에게 전인간호를 제공할 수 있다.
㉢ **일차간호** : 한 명 이상의 환자를 입원 혹은 치료 시작부터 퇴원 혹은 치료를 마칠 때까지 24시간 내내 환자 간호의 책임을 담당하는 것으로 근무시간 동안 일차간호사는 환자에게 직접적인 전인간호를 시행한다.

15 약물계산

1000(cc)/24(hr) = 41.666⋯ = 42cc/hr

42(cc/hr) × 20(gtt)/60(min) = 14gtt/min

60(sec)/14(gtt/min) = 4.28sec/gtt

16 기본간호학

시상하부는 편안한 온도인 '기준점'을 유지함으로써 체온을 조절한다. 시상하부는 환경온도가 저하되면 열 생산 반응이 활성화되고, 온도가 상승하면 열 생산 반응이 감소하며 체온의 미세한 변화를 감지한다.

17 성인간호학

① 호흡성 산증($PaCO_2$ 증가, pH 감소)

② 호흡성 알칼리증($PaCO_2$ 감소, pH 증가)

④ 대사성 알칼리증($PaCO_2$ 정상, pH 증가)

⑤ 대사성 알칼리증(HCO_3^- 증가, pH 증가)

18 약물계산

$$\frac{4(cc/hr)\times 400,000(mcg)}{100(cc)\times 60(\min)\times 50(kg)} = 5.3\text{mcg/kg/min}$$

19 성인간호학

④ 천식은 만성 염증성 질환으로 가역적인 기도 폐쇄를 특징으로 하는 폐쇄성 폐 질환이다.

① 기관지 확장증은 기관지벽의 탄력 섬유와 근육이 파괴되어 기관지가 비가역적으로 확대되는 질환이다.

② 흐린 점액, 깨끗한 침, 흐린 농물질의 많은 양의 냄새 나는 화농성 객담이 관찰된다.

③ 수분섭취, 가습, 기침 격려 등을 통해 지속적인 기도 청결을 해주는 것이 중요하다.

⑤ 감염 예방을 위해 적절한 영양 공급, 인플루엔자 및 폐렴 예방접종 등이 필요하다.

20 성인간호학

①②③⑤ 좌심부전의 증상이다.

※ 우심부전의 증상

㉠ **전신 부종** : 요흔성 부종(Pitting edema)이 생긴다.

㉡ 간 비대, 우상복부 압통, 경정맥이 확장된다.

㉢ 중심정맥압이 상승한다.

21 간호관리학

① 산출과정

③④⑤ 변환과정

※ 간호관리 체계모형

㉠ **투입** : 시스템이 필요로 하는 에너지를 유입하는 과정을 의미한다. 재화나 서비스를 생산하기 위하여 필요한 원재료, 시설, 정보, 인력자원 등의 다양한 자원을 의미한다.

㉡ **변환과정** : 투입된 요소를 시스템의 목적달성을 위하여 처리하는 과정을 의미한다.

㉢ **산출** : 변환과정을 거쳐서 생산된 것을 의미한다. 재화의 생산, 서비스의 제공 등이 있다.

22 약물계산

100(cc) : 30(min) = x : 60(min)

x = 200cc/hr

23 간호관리학

② 직무순환은 서로 하던 과업을 바꾸어 수행하는 방법이다. 직원의 기술범위를 증가시킬 수 있고, 다른 기술의 개발 기회를 제공할 수 있다.

③ 직무확대는 단순하고 반복적 업무를 다양하게 변화시키기 위해 업무범위를 확대하는 것을 말한다.

④ 직무 충실화는 새로운 지식습득의 기회를 부여하는 등의 개인적 책임에 대한 피드백을 제공함으로서 직무의 깊이를 증가시킬 수 있는 방법이다.

⑤ 직무분석은 어떤 직무의 특성을 규정하는데 필요한 각종 정보를 사용 목적에 맞도록 과학적이고 체계적으로 분석하는 활동을 말한다.

24 간호관리학

마약의 잔량이 남은 경우 이중 잠금장치가 있는 마약금고에 보관하고, 모든 마약류의 사용 후 남은 잔량은 약국으로 반납한다.

25 약물계산

drug label이 1,000mg당 10mL이므로 500mg을 투약할 경우 5mL, 즉 5cc이다.

26 아동간호학

⑤ 종창 시 국소적 냉습포나 온습포로 동통을 완화한다.

① 종창이 시작되기 전후 전염성이 가장 강한 시기이므로 이 기간에는 격리해야 한다.

② 아스피린은 간과 뇌 손상을 일으킬 수 있는 라이 증후군 위험이 있으므로 진통제(acetaminophen, ibuprofen)를 투여한다.

③ 신맛은 침샘을 자극하여 통증을 증가시키므로 제한한다.

④ 단단한 음식은 통증을 악화시키므로 액체나 죽을 제공한다.

27 아동간호학

영아는 A형간염, B형간염, DTaP, HepB, IIV 예방 접종 시 외측광근에 주사하며, 소아나 성인의 경우 삼각근 부위에 주사한다.

28 정신간호학

② 성숙위기란 삶의 주기에서 점차적으로 일어나는 예상 가능한 삶의 사건을 의미한다.
① 자연재해는 사회적위기에 해당한다.
③④⑤ 예상치 못한 사건이 개인의 생리적, 사회적, 심리적 통합을 위협할 때 발생하는 상황위기다.

29 모성간호학

⑤ 양수의 양이 비정상적으로(500ml 미만) 적은 상태로, 과숙아, 태반부전증, 양수의 만성적 누수, 태아의 요로계 이상, 쌍둥이, 태아기형 등의 원인으로 발생한다.
① 과거 제왕절개, 자궁체부수술 반흔, 인공유산 등으로 내막이 얇아진 경우 또는 자궁저부에 지나친 압박을 가하는 등으로 발생한다.
② 융모막 융모가 수포성 변성을 일으켜 작은 낭포를 형성하는 종양이다.
③ 아두 만출 전에 제대가 먼저 선진부 앞부분으로 밀려나와 태아태반 관류를 방해하거나 차단하는 것을 말한다.
④ 양수의 양은 800 ~ 1,200ml가 정상이나, 2L 이상으로 많은 상태이다.

30 모성간호학

알파피토프로테인(AFP)은 모체혈청 검사 시 3중 검사에서 알 수 있는 수치로, 신경관 결함의 위험이 있는 태아 또는 기형아 확인을 위해 시행한다. 임신 주수에 따라 수치가 변하므로 정확한 주수 파악이 필요하다. 수치 상승 시엔 신경관 결함(무뇌아 등), 태아용혈성 질환, 식도폐쇄, 선천성 신증, 양수과소증, 저체중, 태아사망을 의미한다. 수치가 하강했을 때에는 염색체 삼체성(다운증후군 등), 임신성 영양막성 질환, 태아 사망, 임신 주수 잘못 계산 등을 의미한다.

chapter 02

제2회 정답 및 해설

✚ 실전 모의고사 제2회 : 54p

01.수리논리

1	2	3	4	5	6	7	8	9	10
④	③	②	②	③	⑤	④	④	⑤	④
11	**12**	**13**	**14**	**15**	**16**	**17**	**18**	**19**	**20**
②	④	④	③	②	②	①	①	⑤	⑤

1 ㉠ 10월 1일 ~ 10월 31일 : 31일
㉡ 11월 1일 ~ 11월 30일 : 30일
㉢ 12월 1일 ~ 12월 31일 : 31일
㉣ 1월 1일 ~ 1월 31일 : 31일
㉤ 2월 1일 ~ 2월 28일 : 28일
총 151일이므로, 3월 1일은 152일째가 된다.
$152=7\times21+5$
따라서 147일째는 월요일이 되며, 152일째는 토요일이 된다.

2 두 아들의 현재 나이 합을 x, 아버지의 현재 나이를 $2x$라고 할 때, 8년 후 아버지의 나이는 $2x+8$, 두 아들의 나이는 $x+16$이 된다.
이를 대입하면, $2x+8=x+16+24$
$2x+8=x+40$
$2x-x=40-8$
$x=32$
$\therefore$ 64(세)

3 연속한 두 짝수 : n, $n+2$
$n\times(n+2)=24$
$n^2+2n-24=0$
$(n+6)(n-4)=0$
$n=4$($\because$ n은 자연수이므로)
$\therefore$ $n+(n+2)=4+6=10$

4 공의 수는 5! = 120이고
홀수는 1의 자리의 수가 홀수이므로 그 개수는 4! + 4! = 48
$\therefore \ \frac{48}{120} = \frac{2}{5}$

5 ㉠ A사를 선택한 사람 : x
㉡ B사를 선택한 사람 : $70-x$
A사를 선택한 사람이 B사 선택자보다 10명 많으므로 $(70-x)+10=x$
$\therefore \ x=40$

6 전체 6명이 임의로 2명씩 짝을 짓는 방법의 수는, ${}_6C_2 \cdot {}_4C_2 \cdot {}_2C_2 \cdot \frac{1}{3!}=15$이다.
같은 직급끼리 짝을 짓는 방법의 수는 ${}_4C_2 \cdot {}_2C_2 \div \frac{1}{2!}=6 \cdot 1 \div \frac{1}{2}=3$
$\frac{3}{15}=\frac{1}{5}$
$\therefore \ \frac{1}{5}$

7 ㉠ 2시간 동안 10회 : 200km
㉡ 1시간 동안 6회 : 120km
㉢ 1시간 동안 4회 : 80km
총 이동거리는 200 + 120 + 80 = 400(km)이다.
평균속력$=\frac{400}{4}=100$(km/h)

8 거리 = 시간 × 속력
㉠ A에서 B까지의 시간 : x
㉡ B에서 C까지 걸린 시간 : $\frac{5}{2}-x$ $\left(2\text{시간 30분을 시로 환산하면 } \frac{5}{2}\right)$
$400=200\times x+100\times\left(\frac{5}{2}-x\right)$
$400=200x+250-100x$
$100x=150$
$x=\frac{3}{2}=1.5$
A에서 B까지의 걸린 시간은 1시간 30분이며, 오전 9시에 A를 출발해 B지점을 지날 때 시각은 오전 10시 30분이다.

9 터널을 완전히 통과한다는 것은 터널의 길이에 열차의 길이를 더한 것을 의미한다. 따라서 열차의 길이를 x라 하면, '거리 = 시간 × 속력'을 이용하여 다음과 같은 공식이 성립한다.

$(840 + x) \div 50 = 25$

따라서 이를 풀면 x = 410m가 된다.

이 열차가 1,400m의 터널을 완전히 통과하게 되면 (1,400 + 410) ÷ 50 = 36.2초가 걸리게 된다.

10 각 파일은 A, B, C 중 하나에 저장해야 하므로 선택지는 3가지다. 그러므로, $3 \times 3 \times 3 \times 3 \times 3 = 3^5$

∴ 243

11 학생을 x, 선생님을 y라 하면

$x + y = 48$

$2x + \frac{1}{2}y = 48$

두 식을 연립하여 풀면 $x = 16$, $y = 32$

12 ㉠ $\frac{\text{올해 값} - \text{전년 값}}{\text{전년 값}} \times 100 = \frac{15,300}{81,708} \times 100 = 18.7(\%)$

㉢ $\frac{\text{총지출}}{\text{총수입}} \times 100 = \frac{78,951}{81,708} \times 100 = 96.6(\%)$

㉣ $\frac{\text{급여비}}{\text{보험료}} \times 100 = \frac{76,713}{79,045} \times 100 = 97.0(\%)$

㉡ $\frac{\text{올해 값} - \text{전년 값}}{\text{전년 값}} \times 100 = \frac{6,753}{83,466} \times 100 = 8.8(\%)$

㉤ (나)=97.0(%), (다)= $\frac{83,466}{87,256} \times 100 = 95.7(\%)$ ∴ 192.7

13

평가 항목	가중치	면접자별 접수				
		A	B	C	D	E
소통 · 공감	30%	12	24	21	27	24
헌신 · 열정	20%	12	14	12	14	16
창의 · 혁신	20%	18	10	14	16	14
윤리 · 책임	30%	24	27	27	30	27
총점		66	75	74	87	81
결과		탈락	탈락	탈락	1순위	2순위

따라서 D가 최종적으로 채용된다.

14 ③ 기타(무직 등)의 경우, (29,323 − 26,475) ÷ 26,475 × 100 = 10.8%로 가장 높은 증가율을 보이는 종사상 지위임을 알 수 있다.
① 임시 · 일용근로자의 평균 가구당 순자산 보유액을 통하여 이들의 연령대를 파악할 수는 없다.
② 50대는 39,419 − 37,026 = 2,393만 원 증가한 반면, 40대는 이보다 큰 34,426 − 31,246 = 3,180만 원이 증가하였다.
④ (34,042 − 31,572) ÷ 31,572 × 100 = 7.8%가 되어 10%를 넘지 않는다.
⑤ 전체 순자산 보유액, 자영업자 전체의 순자산 보유액 등의 자료가 제시되어 있지 않으므로 알 수 없는 내용이다. 주어진 자료는 평균 순자산 보유액을 나타내고 있으며, 해당 종사자가 몇 명인지를 알 수는 없다.

15 ② 금융보험업의 경우는 52 ÷ 327 × 100 = 15.9%이며, 전기가스업은 9 ÷ 59 × 100 = 15.3%이다.
① 각 업종의 기업이 어떤 분야의 4차 산업 기술을 활용하고 있는지를 알 근거는 없다.
③ 1,014개로 제시되어 있으며, 1,993개와의 차이는 복수응답에 의한 차이이다.
④ 5G 모바일, 빅데이터, 클라우드이다.
⑤ 부동산업이 3 ÷ 246 × 100 = 1.2%로 가장 낮은 비중을 보이며, 운수 · 창고업은 22 ÷ 715 × 100 = 3.1%이다.

16
- ㈎, ㈏는 각각 834, 755이다.
- ㉡으로 보아 제주공항은 C이다.
- ㉠에 적용해보면 (김포공항 여행객 + 1820) > 3076이기에, 김포공항 여행객 > 1256이다. 따라서 김포공항은 A이다.
- ㉢으로 보아 김해공항의 여행객은 ≥ 774이기 때문에 김해공항은 B이다.
- ㉣로 보아 대구공항은 E이다.
- 마지막으로 남은 D는 청주공항이다.

17 • ㉠이 지급받는 탄소포인트 = 0 + 2,500 + 5,000 = 7,500
• ㉡이 지급받는 탄소포인트 = 10,000 + 2,500 + 5,000 = 17,500
• ㉢이 지급받는 탄소포인트 = 10,000 + 1,250 + 5,000 = 16,250
• ㉣이 지급받는 탄소포인트 = 5,000 + 2,500 + 2,500 = 10,000
• 지출 내역은 창호 40만 원, 영숙 120만 원, 기오 56만 원이고, 총 216만 원이다.
• 각자가 동일하게 분담해야 하므로 216/4 = 54, 각자 54만 원씩 부담해야 한다.
• 준희는 무조건 54만 원을 부담해야 하므로 ㉠는 54만 원이다.
• 기오는 이미 56만 원을 부담했으므로 창호에게 2만 원을 받으면 54만 원을 부담한 것이 된다. 즉, ㉡는 2만 원이다.
• 창호는 이미 40만 원을 부담했고, 기오에게 2만 원을 더 줬기 때문에 42만 원을 부담했다. 그러므로 54만 원이 되려면 12만 원을 영숙이에게 전달해야 한다. 그러면 영숙이도 총 54만 원을 부담하게 되어 모두가 동일한 금액을 부담하게 된다. 즉, ㉢는 12만 원이다.

18 ㉠ 지출 내역은 창호 40만 원, 영숙 120만 원, 기오 56만 원이고, 총 216만 원이다.
㉡ 각자가 동일하게 분담해야 하므로 216/4=54, 각자 54만 원씩 부담해야 한다.
㉢ 준희는 무조건 54만 원을 부담해야 하므로 ㉠는 54만 원이다.
㉣ 기오는 이미 56만 원을 부담했으므로 창호에게 2만 원을 받으면 54만 원을 부담한 것이 된다. 즉, ㉡는 2만 원이다.
㉤ 창호는 이미 40만 원을 부담했고, 기오에게 2만 원을 더 줬기 때문에 42만 원을 부담했다. 그러므로 54만 원이 되려면 12 만 원을 영숙이에게 전달해야 한다. 그러면 영숙이도 총 54만 원을 부담하게 되어 모두가 동일한 금액을 부담하게 된다. 즉, ㉢는 12만 원이다.

19 ㉠ 출석의무자 수는 A : 774, B : 737이다.
㉡ E지방법원의 실질출석률 = 약 27%, C지방법원의 실질출석률 = 약 26%
㉢ D지방법원의 출석률 = 약 30%
㉣ A~E지방법원 전체 소환인원에서 A지방법원의 소환인원이 차지하는 비율 = 약 38%

20 ㉠ 220GB 및 보안+고속 다운로드
기본요금의 합계는 60,000원이며 부가서비스는 8,500원이다. 총 사용량 1GB당 150원씩 부과하므로 220×150=33,000원 ∴ 60,000원+8,500원+33,000원=101,500원
㉡ 150GB 및 클라우드 백업
기본요금의 합계는 35,000원이며 부가서비스는 4,000원이다. 총 사용량 1GB당 150원씩 부과하므로 150×150=22,500원 ∴ 35,000원+4,000원+22,500원=61,500원
㉢ 200GB 및 부가서비스 없음
기본요금의 합계는 50,000원이며 총 사용량 1GB당 150원씩 부과하므로 200×150=30,000원 ∴ 50,000원+30,000원=80,000원
㉣ 180GB 및 보안 서비스
기본요금의 합계는 44,000원이며 부가서비스는 3,000원이다. 총 사용량 1GB당 150원씩 부과하므로 180×150=27,000원 ∴ 44,000원+3,000원+27,000원=74,000원
㉤ 250GB 및 클라우드 백업+고속 다운로드
기본요금의 합계는 75,000원이며 부가서비스는 9,500원이다. 총 사용량 1GB당 150원씩 부과하므로 250×150=37,500원 ∴ 75,000원+9,500원+37,500원=122,000원
그러므로, 총 요금이 높은 순서는 ㉤ > ㉠ > ㉢ > ㉣ > ㉡이다.

02.추리논리

1	2	3	4	5	6	7	8	9	10
⑤	③	②	③	③	③	①	⑤	②	③
11	**12**	**13**	**14**	**15**	**16**	**17**	**18**	**19**	**20**
①	②	⑤	①	⑤	①	③	②	⑤	③
21	**22**	**23**	**24**	**25**	**26**	**27**	**28**	**29**	**30**
③	④	②	①	⑤	④	④	①	③	②

1 조건을 참고하여 내용을 표로 정리하면 다음과 같다.

A동	B동	C동	D동	E동
~~최 대리, 강 사원~~ 양 과장	~~남 대리~~ 최 대리, 이 과장		강 사원, 이 과장	남 대리

C동에 아무도 배정받지 않았다는 것은 나머지 4개의 동 중 2명이 배정받은 동이 있다는 의미가 된다. 우선, 남 대리는 E동에 배정받은 것을 알 수 있다. 또한 B동과 D동에 양 과장이 배정받지 않았으므로 양 과장은 A동에 배정받은 것이 되며, A동은 두 사람이 배정받은 동이 아니므로 나머지 인원은 A동에 배정받지 않았음을 알 수 있다. 따라서 B동에는 남 대리를 제외한 최 대리, 이 과장이 배정받을 수 있고, D동에는 강 사원, 이 과장이 배정받을 수 있다. 이것은 결국 B동에는 최 대리, D동에는 강 사원이 배정받은 것이 되며, 이 과장이 배정받은 동만 정해지지 않은 상태가 된다.

따라서 주어진 조건에 의하면 최 대리와 이 과장 또는 강 사원과 이 과장이 같은 동에 배정받을 수 있다.

2 ㉡ 두 번째로 멀기 위해서는 편의점과 식당 중 하나가 맨 끝에 위치하고 다른 하나는 반대쪽의 끝에서 두 번째에 위치해야 한다는 것을 알 수 있다.

㉣ 왼쪽에서 두 번째에 편의점이나 식당이 위치할 수 없음을 알 수 있으므로 이 두 상점은 맨 왼쪽과 오른쪽에서 두 번째에 나눠어 위치해야 한다.

㉤ 맨 왼쪽은 식당이 아닌 편의점의 위치임을 알 수 있다. 동시에 맨 오른쪽은 부동산, 그 옆은 식당이라는 것도 알 수 있다.

㉢ 커피 전문점이 왼쪽에서 세 번째 상점이라는 것을 알 수 있다.

∴ 왼쪽부터 편의점, 통신사, 커피 전문점, 은행, 식당, 부동산의 순으로 상점들이 이어져 있으며 오른쪽에서 세 번째 상점은 은행이 된다.

3 주어진 모든 명제를 근거로 다음과 같은 1 ~ 5순위별 경우의 수를 만들 수 있다.

㉠ 1호선-2호선-5호선-3호선-4호선

㉡ 1호선-2호선-5호선-4호선-3호선

㉢ 1호선-3호선-5호선-2호선-4호선

따라서 제시된 보기의 내용 중 항상 참이 되는 것은 '5호선의 매출 순위는 4위보다 높다'가 된다.

4 ㉠ ㈐와 ㈒ 조건에 따르면, '자료 추합 → 보고서 작성 → 메일 전송 → 보고일지 작성' 순이 된다.
㉡ 그 다음 ㈎, ㈏, ㈑ 조건에 따르면, '자료 추합 → 파일 저장 → 보고서 작성 → 메일 전송 → 보고일지 작성' 순이 된다.
그러므로 가장 먼저 처리해야 하는 업무는 '자료 추합'이 된다.

5 ③ 반의어 관계
①②④⑤ 상하 관계

6 ①②④⑤ 제품과 원료의 관계
③ 음식과 영양소의 관계

7 ②③④⑤ 반의어 관계
① 유의어 관계

8 ①②③④ 타동사 관계
⑤ 자동사 관계

9 ② 반의어 관계
①③④⑤ 유의어 관계

10 ④ 유의어 관계
①②③⑤ 반의어 관계

11 ① 외래어
②③④⑤ 순우리말

12 ② 상하 관계
① 유의어 관계
③④⑤ 반의어 관계

13 ⑤ 유의어 관계
①②③④ 반의어 관계

14 ① 순우리말
②③④⑤ 외래어

15 ㉠ 70명이 기권하면 기권표가 전체의 3분의 1 이상이 되므로 안건은 부결된다.
㉡ 104명이 반대하면 기권표가 없다고 가정할 경우 106명이 찬성을 한 것이고, 기권표를 제외해도 찬성표가 50%를 넘기 때문에 안건이 반드시 부결된다고 볼 수는 없다.
㉢ 141명이 찬성하면 나머지 69명이 기권 또는 반대를 하더라도 반드시 안건은 가결된다.
㉣ 안건이 가결될 수 있는 최소 찬성표를 구하면 69명이 기권하고 그 나머지에서 찬성이 50%를 넘는 것을 의미하므로 210－69＝141명, 여기서 50%를 넘어야 하므로 71명
그러므로 최소 찬성표는 71표가 된다.

16 ㉠ 갑과 을은 모두 경제 문제를 틀린 경우가 있을 수 있다.
- 갑과 을의 답이 갈리는 경우만 고려하면 되므로 2, 4, 6, 7번 문제만 생각한다.
- 갑은 나머지 문제를 틀릴 경우 80점이 될 수 없으며 을이 2, 4, 6, 7번 문제를 모두 맞혔어도 모두 10점짜리라고 가정하면 40점이 된다. 10점짜리 문제 두 개를 더 맞혀도 60점이 되므로 갑과 을은 경제 문제를 틀린 경우는 있을 수 없다.

㉡ 갑만 경제 문제를 틀렸다면 예술 문제는 갑과 을 모두 맞혔다.
- 2, 4, 6, 7번 문제 중 하나가 경제 문제일 경우, 갑은 정답이 되고 을은 3개를 틀린 게 된다.
- 3개를 틀려서 70점을 받으려면 각 배점은 10점짜리가 되어야 하므로, 예술 문제를 맞힌 게 된다.
- 2, 4, 6 ,7번 문제 중 하나가 경제 문제가 아니라면, 을은 4문제를 틀린 게 되므로 70점을 받을 수 없다 .그러므로 갑이 경제 문제를 틀렸다면 갑과 을은 모두 예술 문제를 맞힌 것이 된다.

㉢ 갑이 한국사 문제 두 문제를 틀렸다면, 을은 예술 문제와 경제 문제를 모두 맞혔다.
- 갑이 한국사 두 문제를 틀렸다면, 40점이 되며 경제와 예술 문제 둘 다 맞힌 게 된다.
- 을은 70점인데, 경제와 예술 문제 둘 다 맞으면 40점이고, 남은 30점은 한국사 3문제인데 실제로 5문제를 맞혔다.

∴ 옳은 내용은 ㉡이다.

17 모든 직장인은 성인이다 → 성인은 사람이다 → 사람은 유쾌하다
따라서 직장인은 유쾌하다.

18 성인은 독서한다 → 독서를 하면 마음의 양식이 쌓인다 → 마음의 양식이 쌓이면 상상력이 풍부해진다
따라서 성인은 상상력이 풍부하다.

19 ㉠ A의 말이 참일 경우
B : "내 고향은 서울이야" → 거짓 → 부산 또는 대전
C : "내 고향은 부산이야" → 거짓 → 서울 또는 대전
A－부산/B－부산 또는 대전/C－서울 또는 대전
㉡ B의 말이 참일 경우
A : "내 고향은 부산이야" → 거짓 → 서울 또는 대전
C : "내 고향은 부산이야" → 거짓 → 서울 또는 대전
A－서울 또는 대전/B－서울/C－서울 또는 대전
㉢ C의 말이 참일 경우
A : "내 고향은 부산이야" → 거짓 → 서울 또는 대전
B : "내 고향은 서울이야" → 거짓 → 부산 또는 대전
A－서울 또는 대전/B－부산 또는 대전/C－부산
각기 다른 고향이라고 했으므로, 고향은 중복될 수 없다.

20 문제의 내용과 조건의 내용에서 알 수 있는 것은 다음과 같다.
- 5층과 1층에서는 적어도 1명이 내렸다.
- 4층에서는 2명이 내렸다.

→ 2층 또는 3층 중 아무도 내리지 않은 층이 하나있다.
네 번째 조건에 따라 을은 1층에서 내리지 않았고, 두 번째 조건에 따라 을이 내리기 직전 층에서는 아무도 내리지 않아야 하므로, 을은 2층에서 내렸고 3층에서는 아무도 내리지 않은 것이 된다(∵ 2층 또는 3층 중 아무도 내리지 않은 층이 한 개 있으므로) 또한 무는 정의 바로 다음 층에서 내렸다는 세 번째 조건에 따르면, 정이 5층에서 내리고 무가 4층에서 내린 것이 된다. 네 번째 조건에서 갑은 1층에서 내리지 않았다고 하였으므로, 2명이 함께 내린 층인 4층에서 무와 함께 내린 것이고, 결국 1층에서 내릴 수 있는 사람은 병이 된다.

21 A, B, C, D는 모두 양의 정수이므로 아무 수나 무작위로 골라 곱하더라도 0보다 크게 된다.

22 지문에 '그림을 그리겠다는 목적의식을 가지고 집이나 꽃을 관찰하면 분명하고 세밀하게 그 대상이 떠오를 것이다'라고 명시되어 있다.

23 BBCE → EBCB → EACA

※ 각 기호의 규칙
□ : 첫째자리와 넷째자리 자리바꿈
☆ : 첫째자리와 셋째자리에 ＋1 적용
○ : 둘째자리와 넷째자리에 －1 적용

24 BCED → CCFD → CBFC

※ 각 기호의 규칙
□ : 첫째자리와 넷째자리 자리바꿈
☆ : 첫째자리와 셋째자리에 ＋1 적용
○ : 둘째자리와 넷째자리에 －1 적용

25 CDBE → CCBD → DCBC → ECCC

※ 각 기호의 규칙
□ : 첫째자리와 넷째자리 자리바꿈
☆ : 첫째자리와 셋째자리에 ＋1 적용
○ : 둘째자리와 넷째자리에 －1 적용

26 ACE → AC → AAC의 과정을 거친다.

※ 각 기호의 규칙
♉ : 맨 앞자리 문자를 처음에 추가한다.
♌ : 두 번째 문자를 맨 마지막으로 이동시킨다.
Ⅱ : 문자를 끝에서부터 차례대로 정렬한다.
♋ : 맨 뒷자리 문자를 삭제한다.

27 FRIDAY → FFRIDAY → YADIRFF → YADIRF의 과정을 거친다.

※ 각 기호의 규칙

&: 맨 앞자리 문자를 처음에 추가한다.

♌ : 두 번째 문자를 맨 마지막으로 이동시킨다.

♊ : 문자를 끝에서부터 차례대로 정렬한다.

♋ : 맨 뒷자리 문자를 삭제한다.

28 PSYU → UYSP → UYS → UUYS → SYUU의 과정을 거친다.

※ 각 기호의 규칙

&: 맨 앞자리 문자를 처음에 추가한다.

♌ : 두 번째 문자를 맨 마지막으로 이동시킨다.

♊ : 문자를 끝에서부터 차례대로 정렬한다.

♋ : 맨 뒷자리 문자를 삭제한다.

29 MS1583 → MMS1583 → 3851SMM → 3851SM의 과정을 거친다.

※ 각 기호의 규칙

&: 맨 앞자리 문자를 처음에 추가한다.

♌ : 두 번째 문자를 맨 마지막으로 이동시킨다.

♊ : 문자를 끝에서부터 차례대로 정렬한다.

♋ : 맨 뒷자리 문자를 삭제한다.

30 1723이 1237이 되기 위해서는 두 번째 문자가 맨 뒤로 이동해야 한다.

※ 각 기호의 규칙

&: 맨 앞자리 문자를 처음에 추가한다.

♌ : 두 번째 문자를 맨 마지막으로 이동시킨다.

♊ : 문자를 끝에서부터 차례대로 정렬한다.

♋ : 맨 뒷자리 문자를 삭제한다.

03. 직무상식

1	2	3	4	5	6	7	8	9	10
①	⑤	①	①	⑤	⑤	⑤	③	②	①
11	**12**	**13**	**14**	**15**	**16**	**17**	**18**	**19**	**20**
③	⑤	①	⑤	④	①	②	⑤	①	②
21	**22**	**23**	**24**	**25**	**26**	**27**	**28**	**29**	**30**
⑤	③	⑤	③	①	④	②	③	①	④

1 성인간호학

맥머레이(mcmurray)검사는 내 외측 반월판 손상이 의심되는 경우 시행하는 검사다. 대상자를 앙와위로 눕힌 상태에서 무릎과 고관절을 굽히고 한손은 무릎에, 다른 한손은 발꿈치에 대고 대상자의 무릎을 굴곡, 신전, 내 외전 하였을 때 통증과 함께 삐걱거리는 소리가 들리면 양성으로 무릎 반월판 손상을 의미한다.

2 성인간호학

혈액투석은 치료 시간이 3 ~ 5시간 정도 걸리며 노폐물 제거에 효과적이다. 혈액투석은 전문적인 직원과 장비가 필요하며 투석과 투석 사이에 기간이 길고 그 사이에 몸 속 노폐물이 축적될 수 있어 식이제한이 필요하다. 전신적인 헤파린 요법이 적용되므로 출혈 위험을 조심해야한다. 반면, 복막투석은 환자가 손쉽게 조작할 수 있고 혈액투석에 비해 식이 제한이 적다.

3 약물계산

20 × 10,000 = 200,000ng

4 성인간호학

석고붕대 적용 부위가 압박으로 인해 혈류가 손상되고 조직으로 산소공급이 차단되어 조직이 괴사될 때 사지의 무감각, 저림, 창백함, 냉감, 청색증, 통증, 마비, 부종, 운동마비 증상, 맥박 소실이 나타난다. 석고붕대를 적용 중인 사지가 차고 창백하며 감각이 없을 때 즉시 석고붕대를 제거한다.

5 기본간호학

하루 소변량이 400 ~ 500ml 미만이면 핍뇨에 해당한다.

6 성인간호학

Heparin은 항응고제로써 antithrombin Ⅲ의 항응고 작용을 촉진하고, 혈중 농도 유지를 위해 aPTT를 모니터링해야 한다. 출혈 및 혈소판 감소증의 부작용이 있으며 태반은 통과하지 못하므로 임신 중에도 사용할 수 있다.

7 기본간호학

처방 의약품 명칭은 처방전의 기재사항으로 이 밖에 환자의 성명 및 주민등록번호, 의료기관의 명칭 및 전화번호·팩스번호, 질병분류기호(단, 환자가 요구한 경우 적지 않는다), 의료인의 성명·면허종류 및 번호, 처방전 발급 연월일 및 사용기간, 의약품 조제 시 참고 사항을 기재 후 서명하거나 도장을 찍어야 한다.

※ 진단서 기재 사항
㉠ 환자의 성명, 주민등록번호 및 주소
㉡ 병명 및 질병분류기호
㉢ 발병 연월일 및 진단 연월일
㉣ 치료 내용 및 향후 치료에 대한 소견
㉤ 입·퇴원 연월일
㉥ 의료기관의 명칭·주소, 진찰 의사·치과의사 또는 한의사의 성명·면허자격·면허번호

8 간호관리학

명령 통일의 원리는 두 명 이상의 상관으로부터 명령을 받거나 보고를 해서는 안 된다는 원리이다. 한 사람의 상사로부터 직접 지시를 받고 보고를 해야 한다.

9 아동간호학

팔로4 증후는 청색증형 선천성 심장병 중 가장 흔한 것으로 폐동맥협착, 심실중격결손, 대동맥우위, 우심실비대로 구성되는 네 가지 해부학적 특징을 갖는 질환이다.

10 약물계산

3,000(cc) × 20/24(hr) × 60(min) = 125/3 = 41.666⋯ = 42gtt/min

11 성인간호학

크론병은 구강부터 항문까지 소화관의 어느 부위에서나 발병한다. 주로 회장말단부위에 호발한다. 주 증상은 반고형 대변으로 출혈은 드물고 우하복부의 통증이 있다. 치질과 항문 주위 농양, 누공, 궤양 등이 나타날 수 있다. 암으로의 진행은 흔하지 않다.

※ 궤양성 대장염
결장 전체와 대장의 점막과 점막 하에서만 발생하는 질환으로 하루 10 ~ 20회 이상의 출혈을 동반한 설사, 좌하복부의 압통, 경련, 통증 등이 증상이다. 궤양성 대장염은 농양을 형성하는 미세한 열상을 통하여 염증, 비후, 충혈 등을 유발한다.

12 성인간호학

① 수두보다 전염성이 약하다.
② 수포는 편측성으로 발생하며 비대칭적이다.
③ 항바이러스제제, 진통제, 해열제, 항히스타민제를 복용한다.
④ 면역된 숙주에게 일어나는 면역반응이다.

13 정신간호학

조현병 환자의 사회적 고립은 대인관계에 대한 두려움이나 의사소통의 어려움, 타인과의 감정 공유가 어려워 가족이나 지인 등과 만남을 피하고 고립된 상태로 말을 하지 않는 무언증을 보인다.

14 정신간호학

② 폭력 공격자는 자기중심적인 이기심, 낮은 자존감으로 인한 좌절, 폭력 정당화 등의 특성을 가진다.

①③④⑤ 폭력 피해 대상자의 특성이다.

15 기본간호학

④ 삼각근은 접근이 쉬운 주사부위지만 대부분 근육 발달이 미비해서 영아나 아동에서는 이용하지 않는다.

①② 둔부의 복면부위는 깊은 근육이며, 큰 혈관이나 주요 신경분포가 없어 안전하다.

③ 대퇴직근은 대퇴의 앞쪽에 있는 근육이다. 다른 사람이 주사를 놓아 줄 수 없을 때 혼자서도 주사할 수 있는 근육주사 부위이다.

⑤ 삼각근은 상완동맥이 인접하고 있어 약물의 흡수 속도가 근육주사 부위 중 가장 빠르지만, 상완골을 따라 요골신경과 심상완동맥이 있어 잠재적 손상 가능성이 크다.

16 약물계산

500(cc)/8(hr) = 62.5 = 63cc/hr

17 성인간호학

② 음식물이 빠르게 내려가는 것을 막기 위해 식후에는 누워 있는 것이 좋다.

① 음식물이 빠르게 내려가는 것을 막기 위해 식사 중에 물을 먹지 않는다.

③ 위와 십이지장을 문합하는 Billroth 1 수술보다 위와 공장을 문합하는 Billroth 2 수술 후에 호발한다.

④ 고지방 식이를 하여야 음식물의 위 내 정체율이 증가한다.

⑤ 초기 증상은 저혈량, 교감신경의 자극이 원인이고, 후기 증상은 저혈당이 원인이다.

18 성인간호학

억제대 사용 시 환자를 더 자극해 두개내압을 더 상승 시킬 수 있으므로 억제대 사용은 신중히 해야 한다.

19 약물계산

5,000 : 500 = 400 : x이다.

x = 40이고 5% D/W fluid 40mL = 400U heparin이 mix된 상태이다.

시간당 40cc/hr(약 13.3gtt/min)이다.

20 성인간호학

만성 신우신염의 경우 신손상이 고혈압을 유발할 수 있고, 고혈압이 신손상을 더욱 악화시킬 수 있으므로 혈압을 조절하는 것이 중요하다.

21 기본간호학

폴리우레탄 폼 드레싱은 상처 표면에 수분을 제공하며 상처 손상을 최소화한다. 삼출물을 흡수하지 않는다.

※ 드레싱의 종류

㉠ **거즈 드레싱** : 혈액이나 삼출물이 배액 되는 초기 상처를 덮는 데 좋으나 상처를 사정할 수 없고 육아조직이 헝겊섬유에 붙을 수도 있다는 단점이 있다.

㉡ **투명 드레싱** : 삼출액이 적은 1차 드레싱으로 사용한다. 드레싱을 제거하지 않고도 상처를 사정할 수 있으며 반투과성으로 산소와 수증기가 통과한다.

㉢ **하이드로 콜로이드 드레싱** : 불투명하고 접착성이 있으며 공기와 물을 통과시키지 않는다. 주변의 분비물이 상처로 유입되는 것을 방지해 주고 삼출물을 흡수해 오염원으로부터 상처를 보호한다.

㉣ **하이드로 겔 드레싱** : 신경 말단을 촉촉하게 하며 깊은 상처의 사강을 감소시킨다. 세척이 용이하나 고정하기 위해서는 2차 드레싱이 필요하다.

㉤ **칼슘 알지네이트 드레싱** : 삼출물을 흡수하여 상처 표면에 젤을 형성해 수분을 제공한다. 분비물이 많은 상처에 사용한다.

㉥ **폴리우레탄 폼 드레싱** : 기포재가 완충 효과와 편안함을 제공하면서 상처 표면에 수분을 제공하고 상처 손상을 최소화하기 위함이다. 삼출물을 흡수하지는 않는다.

22 정신간호학

① 분열성 인격 장애는 대인 관계 형성 능력에 심각한 문제가 있는 것을 말한다.

② 분열형 인격 장애는 망상이나 환각 없이 이상한 행동, 사고, 대인 관계 장애 등을 보이는 것을 말한다.

④ 반사회적 인격 장애는 사회 규범을 무시하고 지속해서 반사회, 범죄 행위를 저지르는 것을 말한다.

⑤ 히스테리성 인격 장애는 타인의 관심을 끌기 위해 과장된 행동을 보이나 실제로는 깊은 인간관계를 맺지 못한다.

23 기본간호학

① 뇌하수체 전엽 – 갑상선 자극 호르몬(TSH)

② 뇌하수체 후엽 – 옥시토신

③ 갑상선 – 갑상선 호르몬

④ 부신 피질 – 당류코르티코이드

24 기본간호학

대사성 알칼리증은 pH 및 HCO_3^-가 정상보다 높다. 뇌척수액의 pH 증가, 오심 및 구토, 혼돈 및 기면, 저칼슘혈증, 저칼륨혈증 등의 증상이 나타나며 보상 기전으로 느리고 얕은 호흡을 한다.

25 약물계산

1,000(cc)/6(hr) = 166.666⋯ = 167cc/hr

167(cc/hr) × 20(gtt)/60(min) = 55.666⋯ = 56gtt/min

60(sec)/56(gtt/min) = 1sec/gtt

26 지역사회간호학

①③ 2차 예방에 해당한다.

②⑤ 3차 예방에 해당한다.

27 모성간호학

유피낭종은 양성 기형종으로, 대부분 무증상이나 복통, 비정상적 자궁출혈 등을 호소할 수 있다. 낭종에서 털, 치아, 연골, 뼈 등이 발견된다.

28 모성간호학

③ 태아에게 폐는 있으나 거의 기능하지 않고 태반이 산소와 이산화탄소를 교환하여 호흡이 가능하게 한다.

①②④⑤ 양수의 기능이다.

29 정신간호학

② 개인의 생활에 문제를 일으킬 만큼 쾌락을 목적으로 알코올이나 약물을 사용 또는 과용하는 것이다.

③ 조절이 불가능할 정도로 약물에 강박적 집착을 나타내며 신체적 · 심리적 의존상태를 일컫는다.

④ 복용 중단으로 인해 일시적으로 나타나는 증상이다.

⑤ 환각제를 복용하지 않았는데도 중독 시 경험했던 지각적 증상을 다시 경험하는 것이다.

30 간호관리학

사례관리는 대상자의 여러 가지 욕구를 충족시키기 위해 사정, 계획, 치료 · 간호중재, 조정, 의뢰, 감독하는 체계적인 과정으로 대상자마다 처한 환경과 건강 문제가 다르기 때문에 대상자의 요구도 달라지며, 이를 정확히 파악하여 서비스를 제공해야 한다.

chapter 03

제3회 정답 및 해설

✚ 실전 모의고사 제3회 : 94p

01.수리논리

1	2	3	4	5	6	7	8	9	10
①	③	②	④	①	③	②	③	④	②
11	**12**	**13**	**14**	**15**	**16**	**17**	**18**	**19**	**20**
④	②	③	③	④	③	③	①	④	④

1 ㉠ 8% 소금물 400g이면, 소금$=400\times0.08=32$g이다. 물 160g 추가 시 소금물의 총 무게만 증가하여 560g이 된다.

㉡ 소금을 xg 더 넣어 소금물의 농도가 6%가 되게 하려면, $\frac{32+x}{560+x}\times100=6$이 된다. 그러므로 $(32+x)100=6(560+x)\rightarrow$

$3200+100x=3360+6x\rightarrow94x=160$

$\therefore\ x=1.7$

2 $1\frac{2}{3}$시간을 $9\frac{1}{2}$시간으로 나누면, $\frac{19}{2}\times\frac{3}{5}=\frac{57}{10}=5.7$이 된다.

∴ 5개

3 십의 자리의 숫자를 x라 하면,

$3(10x+8)-2=80+x,\ \therefore\ x=2$

십의 자리 숫자 2이고, 일의 자리 숫자 8이므로 이 자연수는 28이다.

4 ㉠ 정육면체의 높이 : x

$x^3=125,\ \therefore\ x=5cm$

㉡ 직육면체의 겉넓이 : $2(4\times3)+2(5\times3)+2(5\times4)=94cm^2$

㉢ 직육면체의 부피 : $4\times3\times5=60cm^3$

따라서 $94-60=34$이다.

5
㉠ 첫 번째로 A조원이 뽑힐 확률 : $\frac{10}{19}$

㉡ 두 번째로 B조원이 뽑힐 확률 : $\frac{9}{18}$

따라서 $\frac{10}{19}\times\frac{9}{18}=\frac{5}{19}$

6
현재 아들의 나이를 x라고 할 때, $39+5=4(x+5)$

$4(x+5)=4x+20$

$\rightarrow 44=4x+20$

$\rightarrow 24=4x$

$\therefore\ x=6$살

7
종합하면 우진 : 경선 : 진주 = 15 : 10 : 9으로 나누게 되므로,

㉠ 경선이가 받은 금액 : $85,000\times\frac{10}{34}=25,000$원

㉡ 진주가 받은 금액 : $85,000\times\frac{9}{34}=22,500$원

따라서 경선이와 진주가 받은 금액의 차이는 2,500원이다.

8
목표액을 모으는 데 소요된 일수를 x, 목표 금액을 y라 하면,

$$\begin{cases}3000x=y-14000\\4000x=y+21000\end{cases}$$

$\rightarrow 3000x=y-14000\rightarrow y=3000x+14000$

$\rightarrow 4000x=(3000x+14000)+21000$

$\rightarrow 4000x=3000x+14000+21000$

$\rightarrow 4000x-3000x=35000$

$\therefore\ x=35$(일)

9
불량품 한 개당 차감 금액을 x라 하면,

$2,880\times90-120\times x=247,200$

$\therefore\ x=100$원

10 ㉠ 첫 날 매출 : 3,000×10=30,000
㉡ 둘째 날 매출 : 2,500×10=25,000
㉢ 셋째 날 매출 : 2,000×10=20,000
㉣ 넷째 날 매출 : 1,500×10=15,000
㉤ 다섯째 날 매출 : 1,000×10=10,000
따라서 해당 제품은 5일 동안 판매되었다.

11

후보 \ 응답자의 종교	불교	개신교	가톨릭	기타	합
A	130	㉠	60	300	(620)
B	260	(100)	30	350	740
C	(195)	㉡	45	300	(670)
D	65	40	15	(50)	(170)
계	650	400	150	1,000	2,200

㉠ 620−130−60−300=130
㉡ 670−195−45−300=130
또는 ㉠, ㉡의 응답자 수가 같으므로 $\frac{400-40-100}{2}=130$

12 ① C후보 지지율이 A후보 지지율보다 높다.
③ A후보 지지자 중에는 불교 신자와 개신교 신자의 수는 동일하다.
④ 개신교 신자의 A후보 지지율은 가톨릭 신자의 C후보 지지율보다 높다.
⑤ B후보 지지율이 C후보 지지율보다 높다.

13 조건을 정리하면 자재 A는 필수이며, 최소 2종 이상 자재 발주해야 한다. 자재 D는 품질 이슈로 지양(되도록 피해야 함)한다.
㉠ A + B
- B : 65,000 × 8 = 520,000원이므로, 450,000 + 520,000 = 970,000원
- 예산 및 자재 수 2종 조건 충족

㉡ A + C
- C : 30,000 × 12 = 360,000원
- 총 : 450,000 + 360,000 = 810,000원
- 예산 및 자재 2종 조건 충족

㉢ A + B + C
- B : 520,000, C : 360,000
- 총 : 450,000 + 520,000 + 360,000 = 1,330,000원
- 예산 및 자재 수 3종으로 조건 충족

㉣ A + D

· D : 50,000 × 5 = 250,000원

· 총 : 450,000 + 250,000 = 700,000원

· 예산 및 자재 수 2종 조건을 충족하나 '지양'이 명시되어 있으므로 후순위

예산 내에서 최대한 많은 자재를 확보하고, 품질 이슈가 있는 D를 제외하면 A + B + C 조합이 된다.

14 ③ 중국의 인구수는 약 1,373.1백만 명이며 사우디아라비아는 약 32.3백만 명으로 가장 적다.

② 2023년 미국의 총배량은 4,950MtCO_2 로, 탄소톤으로 전환하면 4,950 × 3.67 = 18,166.5톤이 된다.

① CO_2 총배출량을 1인당 배출량으로 나누면 인구수를 알 수 있다. 인도는 1,263백만 명이고 한국은 51.3백만 명으로 약 24.6배이다.

④ 1인당 배출량은 매년 증가했다.

⑤ 러시아의 총 배출량은 인도네시아보다 약 3.2배 많으며, 1인당 배출량도 5.1배 많다.

15 ④ 어머니와 결혼이민자 대상 다문화가정 사회적응 프로그램과 이민 · 다문화가정 아동 · 청소년 대상 다문화가정 사회적응 프로그램을 신청할 수 있으며 아버지는 장애인 스포츠 강좌를 신청할 수 있다.

① A가 신청할 수 있는 프로그램은 취업준비 프로그램과 심리상담 및 쿠킹클래스 프로그램이다.

② B는 경력 단절 여성 취업 캠프를 신청할 수 있으며, 72세 노모를 위한 프로그램을 신청할 경우 스마트폰 · 키오스크 학습 프로그램, 금융사기예방센터, 치매예방 운동교실을 신청할 수 있다.

③ C는 주말 초등돌봄 프로그램, 금연 클리닉 프로그램을 신청할 수 있다.

⑤ E가 신청할 수 있는 프로그램이 없다.

16 ㉠ 직원들의 평균 실적은 $\frac{2+6+4+8+10}{6}$=5건이다.

㉣ 여자 직원이거나 실적이 7건 이상인 직원은 C, E, F로 전체 직원 수의 50% 이상이다.

㉡ 남자이면서 실적이 5건 이상인 직원은 F뿐이므로 전체 남자 직원 수의 50% 이하이다.

㉢ 실적이 2건 이상인 남자 직원은 B, D, F이고, 실적이 4건 이상인 여자 직원은 C, E이다.

17 ㉢ 상대적 빈곤 가구 중 교육 급여는 100%, 주거 급여는 86%, 의료 급여는 80%, 생계 급여는 56%이므로, 네 가지 급여 모두를 받는 비율은 56%이다.

㉣ 절대적 빈곤 가구의 70%는 월 소득이 중위 소득 28%인 140만 원 이하이므로, 30%는 월 소득 140만 원을 초과한다.

18 ㉠ 종사자 규모 변동에 따른 사업체 수의 증감은 두 해 모두 규모가 커질수록 적어지는 동일한 추이를 보이고 있으며, 종사자 수 역시 사업체의 규모가 커짐에 따라 증가 → 감소 → 증가의 동일한 패턴을 보이고 있음을 알 수 있다. (X)

㉡ 구성비는 해당 수치를 전체 수치로 나누어 백분율로 나타낸 값을 의미하는데 주어진 기여율은 그러한 백분율 산식에 의한 수치와 다르다. 기여율은 '해당 항목의 전년대비 증감분 ÷ 전체 수치의 전년대비 증감분 × 100'의 산식에 의해 계산된 수치이다. (X)

㉢ 종사자 수를 사업체 수로 나누어 보면 두 해 모두 종사자 규모가 큰 사업체일수록 평균 종사자 수가 커지는 것을 확인할 수 있다. (O)

㉣ 모든 규모의 사업체에서 전년보다 종사자 수가 더 많아졌음을 확인할 수 있다. (O)

19 ④ 2020년은 92.5%, 2021년은 87.4% 2022년은 91.8% 2023년은 94.4%, 2024년은 94.5%로 손해율이 가장 컸던 해는 2024년이다.

① 2023년 손해보험 경과보험료는 전년 대비 감소하였다.

② 2021년의 생명보험 손해율은 87.4%로 90%를 넘지 않는다.

③ 약 1.5배다.

⑤ 손해율이 가장 컸던 해는 2020년(115.2%), 적었던 해는 2022년(93.5%)으로 20을 넘는다.

20 지원자들의 종합 평점은 다음과 같다.

지원자	전문성	업무 경력	현지 적응력	외국어능력	활동계획서	종합 평점
유**	20점	20점	15점	7점	27점	89점
한**	16점	16점	15점	15점	28점	90점
장**	20점	18점	8점	15점	25점	86점
서**	14점	18점	20점	3점	26점	81점
박**	16점	14점	15점	18점	26점	89점
계**	18점	18점	15점	18점	27점	96점

02.추리논리

1	2	3	4	5	6	7	8	9	10
①	③	②	④	⑤	②	①	③	④	⑤
11	**12**	**13**	**14**	**15**	**16**	**17**	**18**	**19**	**20**
②	①	③	⑤	④	①	③	②	④	①
21	**22**	**23**	**24**	**25**	**26**	**27**	**28**	**29**	**30**
②	①	③	⑤	④	②	③	①	④	⑤

1 파충류와 이구아나는 상하관계이다.
따라서 포유류와 상하관계인 것은 박쥐이다.
② 양서류
③ 조류
④ 파충류
⑤ 어류

2 현진건은 무영탑의 작가이다.
따라서 역마의 작가는 김동리이다.
① 이범선 : 오발탄
② 하근찬 : 수난이대
④ 황순원 : 카인의 후예
⑤ 최인훈 : 광장

3 마이동풍과 관련된 동물은 말이다.
따라서 당구풍월과 관련된 동물은 개가 된다.
- **마이동풍**(馬耳東風) : '말의 귀에 동풍'이라는 뜻으로, 남의 비평(批評)이나 의견(意見)을 조금도 귀담아 듣지 아니하고 흘려 버림을 이르는 말
- **당구풍월**(堂狗風月) : '서당 개 3년에 풍월을 한다'는 뜻으로, 무슨 일 하는 것을 오래 오래 보고 듣고 하면 자연히 할 줄 알게 된다는 말

4 포항의 특산품은 과메기이다.
따라서 영광의 특산품은 굴비이다.

5 브라질의 대표 축제는 리우 카니발이다.
따라서 라 토마티나가 열리는 나라는 스페인이다.
① 독일 : 옥토버페스트
② 타이완 : 등불축제
③ 멕시코 : 망자의 날
④ 프랑스 : 바스티유 데이

6 면은 밀가루를 원료로 만들어진다.
따라서 고무를 원료로 만들어지는 것은 타이어이다.
① 도자기 : 흙
③ 두부 : 콩
④ 종이 : 목재
⑤ 치즈 : 우유

7 필리핀의 수도는 마닐라이다.
따라서 인도의 수도는 뉴델리이다.
② 베트남 : 하노이
③ 싱가포르 : 싱가포르
④ 이스라엘 : 예루살렘
⑤ 이집트 : 카이로

8 환희와 기쁨은 유의관계이다.
따라서 정구지와 유의관계인 것은 부추이다.
① 진지 : 밥
② 변소 : 화장실
④ 아내 : 와이프
⑤ 부친 : 아버지

9 이성계가 세운 나라는 조선이다.
따라서 왕건이 세운 나라는 고려이다.
① 백제 : 온조
② 신라 : 혁거세
③ 고구려 : 주몽
⑤ 발해 : 대조영

10 참의 반의어는 거짓이다.
따라서 자식의 반의어는 부모이다.
① 사치 : 검소
② 아래 : 위
③ 여성 : 남성
④ 가연 : 불연

11 ② 유의관계
①③④⑤ 인과 관계

12 ① 나라와 시조 관계
②③④⑤ 지역과 축제 관계

13 ③ 상하 관계
①②④⑤ 유의 관계

14 ⑤ 대상과 이를 이용할 방법의 관계
①②③④ 직업과 업무 관계

15 ④ 나라와 수도 관계
①②③⑤ 원료와 제품 관계

16 '명지는 현명한 사람이다'가 참이 되려면,
'명지는 업무를 미리 준비하는 사람이다'와 '업무를 미리 준비하는 사람은 현명한 사람이다'가 필요하다.

17 '농부는 행복한 사람이다'가 참이 되려면,
'농부는 매사에 만족할 줄 아는 사람이다'와 '매사에 만족할 줄 아는 사람은 행복한 사람이다'가 필요하다.

18 '대표자는 직원들을 이끌 수 있는 사람이다'가 참이 되려면,
'대표자는 적극적으로 참여하는 사람이다'와 '적극적으로 참여하는 사람은 직원들을 이끌 수 있는 사람이다'가 필요하다.

19 '노력하는 사람은 성공할 수 있는 사람이다'가 참이 되려면,
'노력하는 사람은 도전하는 사람이다'와 '도전하는 사람은 성공할 수 있는 사람이다'가 필요하다.

20 ㉠ 참인 명제의 대우 역시 참이므로, 2번, 3번 명제의 대우는 다음과 같다:
- 프리랜서를 선호하지 않는 사람은 야근을 싫어하지 않는다.
- 직장을 그만둔 적 없는 사람은 프리랜서를 선호하지 않는다.

㉡ 나머지 명제들과 연결시켜 보면,
= 고양이 O → 야근 X → 프리랜서 O → 직장 O

21 ㉠ 참인 명제의 대우 역시 참이므로,
두 번째 명제의 대우는
'딸기를 먹은 사람은 수박을 먹지 않은 사람이다'
㉡ 나머지 명제들과 연결시켜보면,
= 사과○ → 딸기○ → 수박 × → 참외 ×

22 참인 명제의 대우 역시 참이므로,
㉠ 미역국을 좋아하는 사람은 김치찌개를 싫어하는 사람이다.
㉡ 김치찌개를 싫어하는 사람은 된장국을 좋아하는 사람이다.
㉢ 된장국을 좋아하는 사람은 매운탕을 좋아하는 사람이다.
따라서 미역국○ → 김치찌개 × → 된장국○ → 매운탕○

23 ㉠ 참인 명제의 대우 역시 참이므로,
첫 번째, 세 번째 명제의 대우는
- 월요일에 수업이 있으면 화요일에 수업이 없다.
- 수요일에 수업이 있으면 목요일에 수업이 있다.

㉡ 나머지 명제들과 연결시켜보면,
= 월요일○ → 화요일 × → 수요일○ → 목요일○ → 금요일○

24 ㉠ 참인 명제의 대우 역시 참이므로,
두 번째, 세 번째, 네 번째 명제의 대우는
- 배드민턴을 잘하면 탁구를 못한다.
- 탁구를 못하면 배구를 잘한다.
- 배구를 잘하면 축구를 못한다.

㉡ 나머지 명제들과 연결시켜보면,
= 테니스○ → 배드민턴○ → 탁구 × → 배구○ → 축구 × → 야구○

25 ㉠ 참인 명제의 대우 역시 참이므로,
첫 번째, 두 번째 명제의 대우는
- 돼지고기를 구매하지 않으면 소고기를 구매한다.
- 소고기를 구매하면 양고기를 구매하지 않는다.

㉡ 나머지 명제들과 연결시켜보면,
= 돼지고기 × → 소고기○ → 양고기 × → 닭고기○ → 오리고기○

26 문자를 숫자로 치환하면,

A	B	C	D	E	F	G
1	2	3	4	5	6	7

제시된 문자는 − 1, + 2, − 3, + 4 ··· 순서로 변하고 있다.
따라서 F(6) − 5 = A(1)

27 문자를 숫자로 치환하면,

A	B	C	D	E	F	G	H	I	J	K	L	M	N	O	P	Q	R	S	T
1	2	3	4	5	6	7	8	9	10	11	12	13	14	15	16	17	18	19	20

제시된 문자는 홀수 항은 + 2, 짝수 항은 − 2로 변하고 있다.
따라서 I(9) + 2 = K(11)

28 문자를 숫자로 치환하면,

A	B	C	D	E	F	G	H	I	J	K	L	M	N	O	P	Q	R
1	2	3	4	5	6	7	8	9	10	11	12	13	14	15	16	17	18

제시된 문자는 + 1, + 3, + 5, + 7 순서로 변하고 있다.
따라서 K(11) + 7 = R(18)

29 문자를 숫자로 치환하면,

A	B	C	D	E	F	G	H	I	J	K	L	M	N	O	P	Q	R	S	T
1	2	3	4	5	6	7	8	9	10	11	12	13	14	15	16	17	18	19	20

제시된 문자는 + 2, + 1, + 2, + 1 … 이 반복되고 있다.
따라서 M(13) + 1 = N(14)

30 문자를 숫자로 치환하면,

A	B	C	D	E	F	G	H	I	J	K
1	2	3	4	5	6	7	8	9	10	11

제시된 문자는 3개씩 묶은 합이 15가 되는 규칙이다.
따라서 G(7) + E(5) + C(3) = 15

03. 직무상식

1	2	3	4	5	6	7	8	9	10
④	①	③	⑤	③	④	①	②	③	①
11	**12**	**13**	**14**	**15**	**16**	**17**	**18**	**19**	**20**
⑤	③	②	③	⑤	①	③	①	⑤	①
21	**22**	**23**	**24**	**25**	**26**	**27**	**28**	**29**	**30**
①	①	①	②	③	③	②	②	①	②

1 성인간호학

① 제2뇌신경은 시신경
② 제3뇌신경은 동안신경
③ 제5뇌신경은 3차 신경(안신경, 상악신경, 하악신경)
⑤ 제9뇌신경은 설인신경

2 성인간호학

②③④⑤ 심근경색의 증상이다.

※ 협심증 통증
협심증의 통증은 대부분 흉골 후방에서 시작하여 왼팔로 방사된다. 운동이나 스트레스 상황에서 시작되며, 니트로글리세린을 복용하거나 휴식을 취하면 완화된다. 통증 지속시간은 보통 5분 이내이며 과식이나 심한 분노로 인해 유발되는 발병은 15 ~ 20분 동안 지속된다.

3 성인간호학

급성통증 시 동공이 이완된다.

※ 급성통증과 만성통증
- **급성통증** : 발생이 즉각적이다. 상해, 수술 또는 질병과 같은 병리적 상태와 관련이 있고, 통증에 따른 생리적 반응이 나타난다는 점에서 만성통증과 구별된다. 급성통증 시 교감신경계를 자극하고 신경전달물질인 카테콜아민을 분비하여 다양한 생리적 반응을 일으킨다. 혈압상승 또는 하강, 빈맥, 발한, 빈호흡이 나타난다.
- **만성통증** : 6개월 또는 통증유발상황이 정상화된 후 1개월 이상 지속되는 통증이다. 만성통증은 급성통증으로 시작하기도하고 언제 시작되었는지 알지 못할 만큼 불분명한 경우도 있다. 피로, 수면장애, 기능 제한 등을 호소하기도 하고 우울증상을 보이기도 한다.

4 성인간호학

주머니는 1/3 장루주위 피부는 비누와 물로 닦고, 비누기가 남지 않도록 청결하게 닦도록 한다. 피부 보호판을 너무 크게 오리면 구멍사이로 변이 새고 판이 빨리 떨어지고 피부트러블이 생길 수 있다. 장루는 둥글고 볼록해야 하며, 장루의 색이 검은색, 흑갈색, 검푸른 색이면 허혈상태로 붉은색이어야 한다.

5 성인간호학

휴식 시 진전 증상이 나타나고, 손이나 다리를 쓰거나 움직일 때 진전이 사라진다.

6 성인간호학

경결의 직경이 0～4mm면 음성, 5～9mm면 의심, 10mm 이상이면 양성을 의미한다.

7 성인간호학

심박출량 감소는 30ml/hr 미만의 소변량, 요삼투질 농도 상승으로 확인할 수 있다. 소변량 감소는 신장으로의 심박출량이 감소되면 혈류량을 줄이고 신장 여과 기능이 저하되어 나타나는 증상이다.

8 약물계산

0.8mg × 1,000 = 800mcg

9 모성간호학

① 월경의 양, 기간, 간격이 불규칙하다.
② 무통성, 무배란성인 경우가 많다.
④ 초경은 보통 9 ~ 14세에 시작한다.
⑤ 초경 후 12 ~ 18개월 이후부터 정상 월경주기를 가진다.

10 아동간호학

세균성 심내막염의 확진은 혈액배양검사를 통하여 원인균을 확인하는 것이다. 치료는 즉시 시작되어야 하며, 적어도 2 ~ 적합한 항생제를 투여한다. 항생제 치료에 대한 반응을 평가하기 위하여 혈액배양검사를 정기적으로 시행한다.

11 아동간호학

②⑤ 빨대나 노리개 젖꼭지는 봉합부위 압력을 증가시켜 봉합선에 상해가 가해질 수 있으므로 금기한다.
① 질식과 호흡기계 합병증을 막기 위해 필요하면 약한 압력으로 흡인을 시행한다.
③ 구순열 수술 후에는 침구에 봉합선을 문지를 수 있으므로 절대 엎드려 눕히지 않는다.
④ 구개열 수술 후에는 분비물의 흡인을 방지하기 위해 복위나 측위를 취해준다.

12 아동간호학

① 진통제를 투여한다.
②④ 온욕으로 통증을 완화시켜준다.
⑤ 튼튼하고 지지해주는 신발을 신게 한다.

13 약물계산

100(mL) ÷ 2(hr) = 50cc/hr

14 지역사회간호학

보건 교육은 기본적, 단편적인 지식이나 기능을 전달하는 것이 아니라 일상생활에서 응용할 수 있는 행동의 변화까지 나타내도록 하는 것이 궁극적인 목표이다.

15 정신건강간호학

① 분열성 인격 장애(A군)
②③ 편집성 인격 장애(A군)
④ 자기애성 인격 장애(B군)

16 정신건강간호학

②③ 자기비난과 흥미와 동기 상실은 인지적 행동 특성이다.
④⑤ 식욕부진과 수면장애는 생리적 행동 특성이다.

17 약물계산

1,000(cc) × 20/24(hr) × 60(min) = 125/9 = 13.888⋯ = 14gtt/min

18 기본간호학

② 방사선멸균은 감마선이 투과력이 매우 강하여 제품을 완전 포장한 상태로 멸균이 가능하고, 유해성분이 남지 않는 장점이 있다.
③ E.O.가스멸균은 아포를 포함한 모든 미생물을 파괴하고 열에 약한 제품을 멸균할 때 사용된다. 고압증기멸균보다 비용이 많이 든다.
④ 건열멸균은 건열멸균기를 사용하여 160~170도의 열에서 1~2시간 정도 멸균하는 방법이다.
⑤ 과산화수소가스 플라즈마멸균은 58%의 과산화수소를 가스화하여 50도 이하에서 40~70분 정도 멸균하는 것이다.

19 기본간호학

① REM수면 시 근 긴장이 저하되면서 불규칙한 호흡이 나타나기도 한다.
②③ NREM 4단계에서 몽유병, 야뇨증이 나타나며 조직재생을 위한 성장호르몬 분비가 증가한다.
④ NREM 2단계는 NREM을 주기적으로 반복하여 전체 수면의 40 ~ 50%를 차지하며, REM수면은 전체 수면의 20 ~ 25%를 차지한다.

20 기본간호학

신체역학은 물체를 들어 올리고, 몸을 굽히고, 움직이는 것과 같은 활동을 할 때 신체 선열과 자세 및 균형을 유지하기 위하여 근골격계와 신경계의 조정을 위해 운동학을 적용하는 것이다. 중력중심이 낮을수록 안정성이 높아진다.

21 아동간호학

② **재킷 억제대** : 의자나 휠체어 사용 시, 침대에 누워있는 동안 억제하기 위한 것이다.
③ **벨트 억제대** : 운반차에 누운 대상자의 안전을 위한 것이다.
④ **사지 억제대** : 손목이나 발목 등 사지 한군데 또는 전부를 움직이지 못하게 한다.
⑤ **팔꿈치 억제대** : 영아의 팔꿈치 굴곡을 막기 위해 사용한다.

22 간호관리학

② 런 차트는 일정기간 업무과정의 성과를 측정한 관찰치를 통하여 업무흐름이나 경향을 조사할 목적으로 사용된다.
③ 파레토 차트는 하향막대 그래프에서 상대빈도나 크기를 보여줌으로써 개선 가능성이 높은 문제에 노력의 초점을 맞춘다.
④ 흐름도는 어떤 생산이나 서비스가 따르는 과정에서 업무과정의 결과나 실제 흐름을 밝힐 수 있도록 한다.
⑤ 히스토그램은 질 향상 분석 도구 중 일정기간 수집과정을 통해 얻은 자료를 요약하고, 빈도 분포를 막대모양의 그래프로 제시하는 도구이다.

23 지역사회간호학

노년부양비는 15 ~ 64세 인구(경제활동가능인구) 대비 65세 이상 인구(노년 인구)의 비율을 나타내는 지표로 다음과 같이 계산한다.

$$\text{노년부양비} = \frac{\text{65세 이상 인구(노년 인구)}}{\text{15~ 64세 인구(경제활동가능 인구)}} \times 100$$

따라서 노년부양비는 50이다.

24 약물계산

2,000(cc)/24(hr) = 83.333··· = 83cc/hr

83(cc/hr) × 20(gtt)/60(min) = 27.666··· = 28gtt/min

60(sec)/28(gtt/min) = 2.1sec/gtt = 2sec/gtt

25 약물계산

$$\frac{4(mcg/kg/\mathrm{min}) \times 500(cc) \times 60(\mathrm{min}) \times 70(kg)}{800{,}000(mcg)} = 10.5\mathrm{cc/hr}$$

26 지역사회간호학

세계보건기구(WHO)가 제시한 일차보건의료의 필수요소 4가지는 다음과 같다.

㉠ 수용가능성 : 지역사회가 받아들이기 쉬운 방법으로 제공해야 한다.

㉡ 지불부담능력 : 지역사회의 지불 능력에 맞게 제공해야 한다.

㉢ 주민참여 : 지역사회주민들의 적극적이고 능동적인 참여로 이루어져야 한다.

㉣ 접근성 : 모든 주민이 시간과 장소적으로 보건의료 서비스를 쉽게 이용할 수 있어야 한다.

27 지역사회간호학

② 가정방문을 했을 때 자기소개, 방문 목적 설명 등을 통해 대상자 및 가족과 우호적인 상호관계를 수립하고 신뢰를 형성하는 것이 가장 우선적인 활동이다.

①⑤ 방문 전 활동

③④ 방문 후 활동

28 정신간호학

① 말수가 많은 상태로 같은 말을 되풀이 할 때도 있으나 논리적인 말을 할 때도 있다. 주로 양극성 장애에서 많이 나타난다.
③ 말의 흐름이 매우 빠르고 많아, 스스로도 통제가 안 되는 상태이다.
④ 다른 사람의 말을 그대로 흉내내는 것으로 행동장애로 보기도 한다.
⑤ 두 가지 이상의 단어를 합쳐 새로운 단어를 만들어서 사용하는데, 자신만의 뜻을 부여한다.

29 모성간호학

① 자궁 증대로 인해 횡격막이 상승한다.
② 흉곽 둘레는 5 ~ 7cm가량 늘어난다.
③ 폐활량은 증가한다.
④ 산소 요구량이 증가하면서 호흡기계에 변화가 발생한다.
⑤ 호흡수에는 변화가 없다.

30 기본간호학

①③④⑤ 혈압이 실제보다 낮게 측정되는 경우다.

※ 혈압 측정 시 생기는 오류

㉠ 혈압이 실제보다 높게 측정되는 경우
- 커프가 너무 좁거나, 느슨할 때
- 밸브를 너무 천천히 풀 때(이완압이 높게 측정)
- 수은 기둥이 눈 위치보다 높게 있을 때
- 팔 위치가 심장 위치보다 낮을 때
- 운동 직후(활동 직후) 측정할 때

㉡ 혈압이 실제보다 낮게 측정되는 경우
- 커프 넓이가 팔 둘레보다 너무 넓을 때
- 밸브를 너무 빨리 풀 때(수축압은 낮게, 이완압은 높게 측정)
- 수은 기둥이 눈 위치보다 낮게 있을 때
- 팔 위치가 심장보다 높을 때
- 충분한 공기를 주입하지 않았을 때(수축압이 낮게 측정)

모의고사의 수리논리 영역 문제풀이 시 본 문제풀이 용지를 이용하여 풀이하세요.

성명 :

수험번호 :

모의고사의 수리논리 영역 문제풀이 시 본 문제풀이 용지를 이용하여 풀이하세요.

성명 :

수험번호 :

모의고사의 수리논리 영역 문제풀이 시 본 문제풀이 용지를 이용하여 풀이하세요.

성명 :

수험번호 :

모의고사의 수리논리 영역 문제풀이 시 본 문제풀이 용지를 이용하여 풀이하세요.

성명 :

수험번호 :

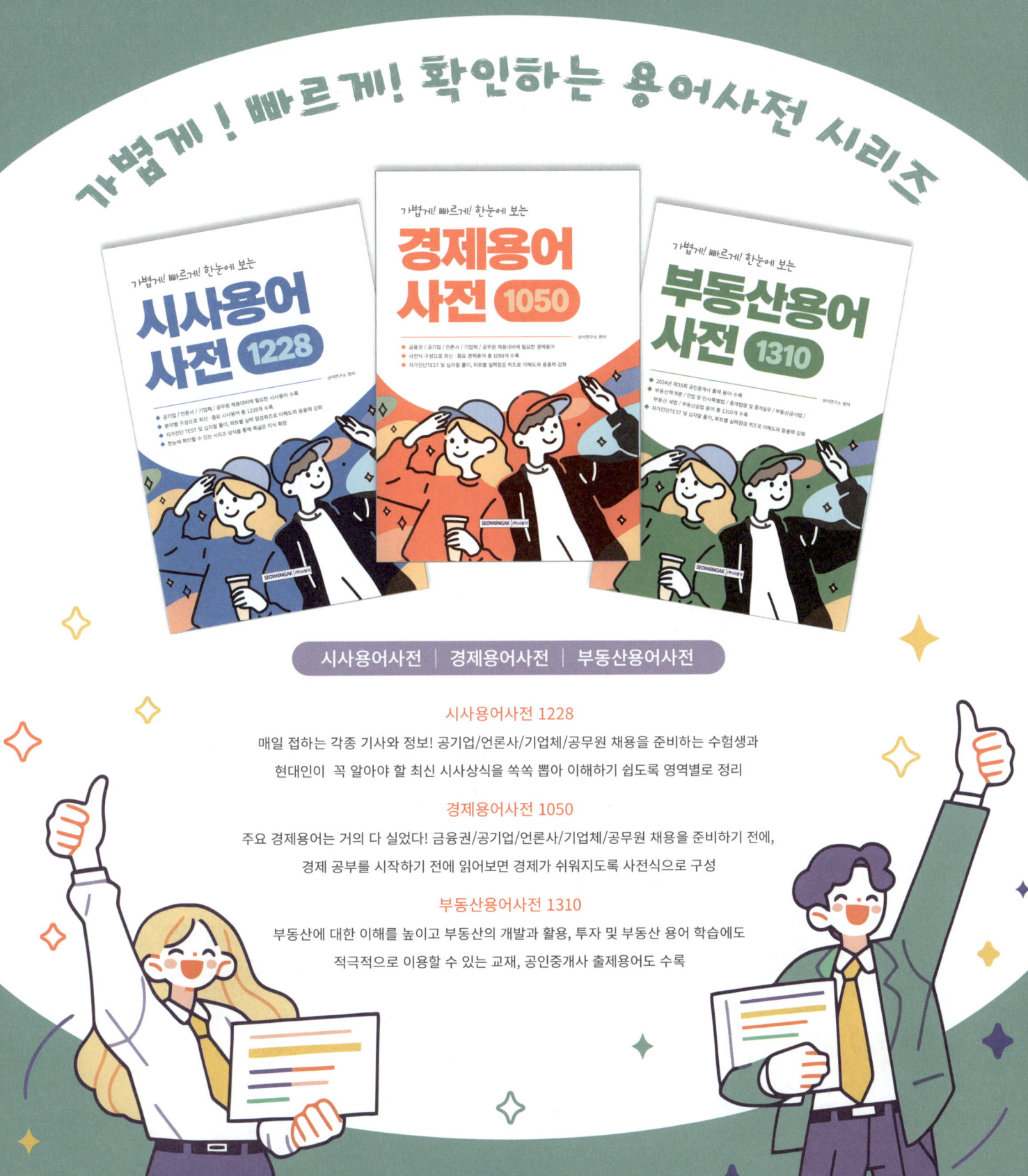

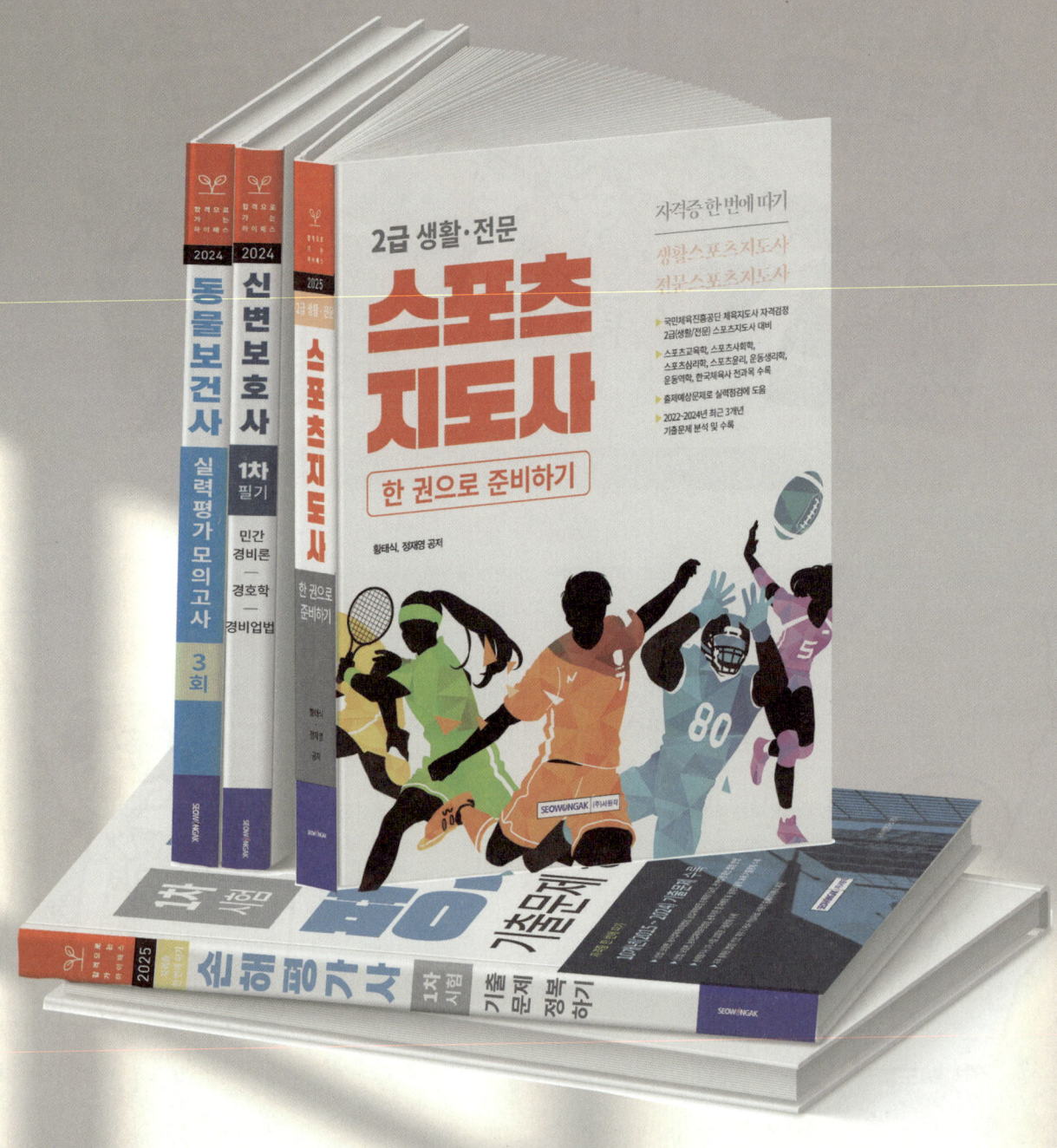